Ratgeber Pathologisches Horten

Ratgeber zur Reihe Fortschritte der Psychotherapie
Band 63

Ratgeber Pathologisches Horten

Prof. Dr. Ulrich Voderholzer, Dr. Jana Hansmeier, Michael Schröter

Ulrich Voderholzer
Jana Hansmeier
Michael Schröter

Ratgeber Pathologisches Horten

Informationen für Betroffene und Angehörige

hogrefe

Prof. Dr. Ulrich Voderholzer, geb. 1961. Seit 2010 Ärztlicher Direktor der Schön Klinik Roseneck in Prien am Chiemsee.

Dr. Jana Hansmeier, geb. 1982. Psychologische Psychotherapeutin und Supervisorin (Verhaltenstherapie). Seit 2018 Akademische Assistentin in der Arbeitsgruppe für Klinische Psychologie und Psychotherapie an der Universität Leipzig.

Michael Schröter, geb. 1952. 2009 Gründung und Leitung des Messie-Hilfe-Teams für Deutschland sowie 2016 Gründung und Leitung der Ersten deutschen Messie-Akademie.

Bibliografische Information der Deutschen Nationalbibliothek
Die Deutsche Nationalbibliothek verzeichnet diese Publikation in der Deutschen Nationalbibliografie; detaillierte bibliografische Daten sind im Internet über https://dnb.dnb.de abrufbar.

Hogrefe Verlag GmbH & Co. KG
Merkelstraße 3
37085 Göttingen
Deutschland
Tel. +49 551 999 50 0
info@hogrefe.de
www.hogrefe.de

Umschlagabbildung: © stock.adobe.com / smile
Satz: Franziska Stolz, Hogrefe Verlag GmbH & Co. KG, Göttingen
Druck: mediaprint solutions GmbH, Paderborn
Printed in Germany

1. Auflage 2026

(E-Book-ISBN [PDF] 978-3-8409-3336-3; E-Book-ISBN [EPUB] 978-3-8444-3336-4)
ISBN 978-3-8017-3336-0
https://doi.org/10.1026/03336-000

Inhalt

Vorwort

Wer kennt das nicht: Erinnerungsstücke, Dinge von vermeintlichem Wert oder praktische Gegenstände, die „noch einmal nützlich sein könnten" – sie sammeln sich in vielen Haushalten an. Doch wenn das Sammeln überhandnimmt, wenn Wohnräume unbenutzbar werden und das Leben von Scham, Rückzug und Überforderung geprägt ist, sprechen wir von einer ernstzunehmenden psychischen Störung: dem pathologischen Horten.

Oft wird das pathologische Horten auch als „Messie-Syndrom" bezeichnet. In der aktuellen internationalen Einteilung psychischer Störungen wird pathologisches Horten inzwischen als eigenständiges Krankheitsbild anerkannt – mit enger Verwandtschaft zur Zwangsstörung, aber eigenen Ursachen, Dynamiken und Behandlungserfordernissen.

Menschen, die unter dieser Störung leiden, verspüren einen inneren Zwang, Dinge anzuhäufen, unabhängig von deren objektivem Wert – und sie haben große Schwierigkeiten, sich von diesen Gegenständen zu trennen. Die Folgen sind gravierend, nicht nur im privaten, sondern auch im sozialen, gesundheitlichen und beruflichen Bereich. Viele Betroffene leiden jahrelang im Stillen, auch weil sie trotz vorhandener Einsicht keine Hilfe suchen – zu groß ist die Scham, zu schwer der Zugang zu spezialisierten Angeboten.

Tatsächlich ist es für Betroffene auch heute noch oft schwierig, geeignete Hilfe zu finden. Die Wartelisten für Psychotherapie sind lang, insbesondere in ländlichen Regionen, und gerade im Bereich des pathologischen Hortens gibt es bisher nur wenige speziell geschulte Therapeut:innen. Dabei existieren längst wirksame, strukturierte psychotherapeutische Programme, die gezielt auf diese Problematik eingehen. In vielen Städten gibt es mittlerweile Messie-Hilfsorganisationen.

Vor diesem Hintergrund entstand die Idee zu diesem Ratgeber als verständlichen, praxisnahen Begleiter für Betroffene, Angehörige und Fachpersonen. Er bietet wissenschaftlich fundiertes Wissen, erklärt Hintergründe und therapeutische Möglichkeiten und zeigt konkrete Wege auf, wie Betroffene selbst erste Schritte unternehmen können – auch dann, wenn professionelle Hilfe (noch) nicht erreichbar ist. Darüber hinaus möchte dieser Ratgeber ermutigen und entstigmatisieren – denn Veränderung ist möglich, auch wenn sie Zeit, Geduld und Unterstützung braucht.

An diesem Ratgeber haben drei Autor:innen mitgewirkt, die aus ganz unterschiedlichen, aber sich ergänzenden Perspektiven auf das Thema blicken: ein erfahrener Psychiater und Psychotherapeut mit Schwerpunkt Zwangsstörungen, eine erfahrene psychologische Psychotherapeutin mit ausgewiesener Expertise zum pathologischen Horten und ein Praktiker aus der psychosozialen Arbeit mit jahrzehntelanger Erfahrung in der Unterstützung von Menschen mit stark belasteten Wohnsituationen, der daraufhin die erste deutsche Messie-Akademie gründete.

Wir hoffen, dass dieser Ratgeber ein hilfreicher Wegweiser für alle Personen ist, die selbst betroffen oder Angehörige von Betroffenen sind, helfen wollen oder einfach mehr über dieses oft missverstandene Störungsbild erfahren möchten.

Prien, Leipzig und München, Januar 2026

Ulrich Voderholzer,
Jana Hansmeier und
Michael Schröter

1 Pathologisches Horten – Was ist das?

1.1 Merkmale des pathologischen Hortens

Das Phänomen des Sammelns kennt die Menschheit schon seit der Steinzeit. Das Horten von Nahrung, aber auch von Heilmitteln oder Werkzeugen war damals für das Überleben wichtig. Es stellte eine „adaptive“, also sinnvolle Verhaltensweise dar, die für das Überleben eine Funktion hatte. Auch heute noch kann das Sammeln von Dingen von Vorteil sein oder zumindest Freude bereiten. Einige Menschen sammeln als Hobby die verschiedensten Dinge wie etwa besondere Figuren, extravagante Parfumfläschchen oder ausgewählte Kleidungsstücke. Dabei werden diese oftmals nicht mehr für den ursprünglichen Zweck verwendet, bereiten aber Freude, indem sie an besonderer Stelle platziert und betrachtet werden.

Bei Menschen, die von pathologischem Horten betroffen sind, verhält es sich anders. Die in großer Anzahl angesammelten Gegenstände machen es oft unmöglich, die Wohnräume zu nutzen. Benötigte Dinge werden nicht gefunden oder können aufgrund von zugestellten Wohnräumen nicht genutzt werden (vgl. Abbildung 1). Die Ansammlung von Gegenständen geht mit einem immer höheren *Leidensdruck* einher. Anstelle von Freude erleben die Betroffenen oftmals große Scham und geraten in Isolation. Dabei sind es nicht nur die Betroffenen selbst, sondern auch die Angehörigen, die unter dem Horten leiden.

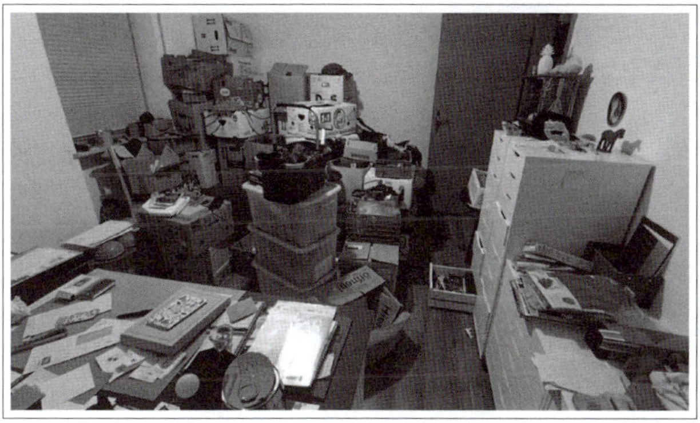

Abbildung 1: Vermülltes Zimmer, das nicht mehr als Arbeitszimmer genutzt werden kann

Ein zentrales Merkmal des pathologischen Hortens sind *Schwierigkeiten, sich von Dingen zu trennen, sie wegzuwerfen oder sie weiterzugeben.* Dabei zeigen sich diese Schwierigkeiten unabhängig von dem tatsächlichen Wert oder der Nutzbarkeit der Gegenstände. So werden in der Regel Gegenstände angesammelt, die nicht von hohem materiellem Wert bzw. nützlich sind, wie beispielsweise Verpackungsmaterial, alte Zeitungen oder abgetragene Kleidung (vgl. Abbildung 2).

Diese Schwierigkeiten sind zurückzuführen auf das *empfundene Bedürfnis, die Gegenstände aufheben zu müssen.* Betroffene wollen ein allgemeines Unbehagen und andere unangenehme Gefühle vermeiden, die aufkommen könnten, wenn sie sich von den Gegenständen trennen.

Neben den Schwierigkeiten, sich von Dingen zu trennen, zeigen viele Betroffene aber auch einen starken *Drang, Gegenstände zu erwerben.* So erleben sie

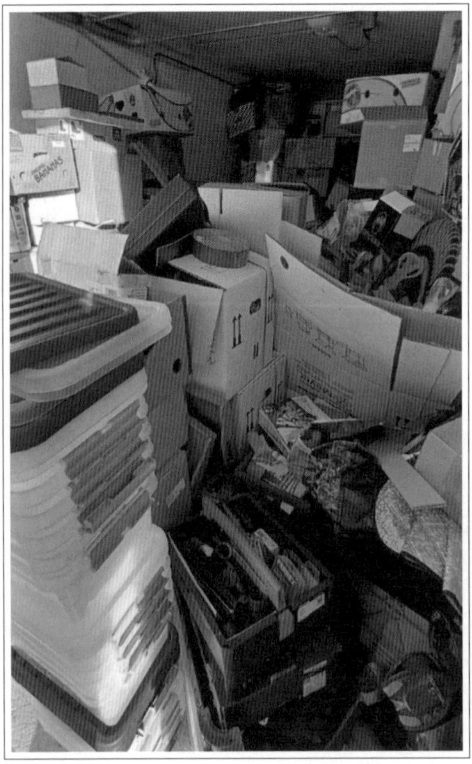

Abbildung 2:
Vermüllte Garage mit zahlreichen Kartons und sonstigem Verpackungsmaterial

in verschiedenen Situationen (z.B. beim Einkaufen) einen Drang, Dinge zu erwerben, dem sie nicht widerstehen können. Dabei handelt es sich vorrangig um kostenlose, objektiv wertlose Gegenstände, wie z.B. kostenlose Zeitungen, Flyer oder Verpackungen. Es ist aber auch möglich, dass Betroffene unkontrolliert Dinge einkaufen, die sie nicht benötigen oder nach dem Kauf gar nicht oder kaum benutzen.

Die Schwierigkeiten, sich von Dingen zu trennen, und der Drang, Dinge zu erwerben, führen zu der beschriebenen *Ansammlung von Gegenständen,* die den Wohnraum überfüllen und vermüllen und damit die Nutzbarkeit des Wohnraums und tatsächlich benötigter Gegenstände erheblich beeinträchtigen. Das hat Konsequenzen in sozialen, beruflichen und anderen wichtigen Lebensbereichen – sowohl für die Betroffenen als auch für ihre Angehörigen.

Fallbeispiel: Merkmale des pathologischen Hortens

Frau K., 54 Jahre alt, wohnt allein in einer Drei-Zimmer-Wohnung. Sie habe schon seit einigen Jahren Probleme, sich von Gegenständen zu trennen. Darunter würden verschiedenste Gegenstände fallen, wie beispielsweise Kleidungsstücke, Verpackungen, Bücher oder Unterlagen. Aufgrund der Sorge, dass sie diese zu einem späteren Zeitpunkt noch mal gebrauchen könne, könne sie diese Gegenstände dann nicht wegschmeißen. Zudem würde sie auch immer wieder neue Dinge (wie z.B. zu verschenkende Bücher aus Buchregalen und preisreduzierte Kleidungsstücke) mit nach Hause nehmen. Sie stelle dann im Nachhinein fest, dass sie diese tatsächlich gar nicht benötige. Auf diese Weise hätten sich über die Jahre hinweg immer mehr Dinge in ihrer Wohnung angesammelt. Es herrsche eine starke Unordnung und Vermüllung in den Räumen, teilweise seien diese gar nicht oder nur über kleine Gänge zwischen Stapeln von Gegenständen zu betreten. Sie könne ihre Wohnung daher nur eingeschränkt nutzen. Sie könne vieles auch nicht wiederfinden und müsse dies dann erneut besorgen. Sie schäme sich für das Chaos in ihrer Wohnung und lade daher auch keine Gäste ein. Dadurch habe sie sich über die Zeit immer weiter isoliert.

Bis sich so viele Gegenstände ansammeln, dass Wohnräume in ihrer Nutzbarkeit eingeschränkt sind, kann einige Zeit vergehen. *Erste Anzeichen* machen sich aber schon früher bemerkbar. Betroffene sammeln erste Gegenstände an, die andere ohne Weiteres entsorgen würden. Sie sehen vermehrt den Nutzen in Dingen oder bauen eine besondere emotionale Bindung zu ihnen auf. Darüber hinaus werden Gegenstände mit nach Hause genommen, obwohl sie gar nicht benötigt werden. Auch wenn der Wohnraum noch genutzt werden kann, finden sich bereits erste Stapel von angesammelten Dingen oder vereinzelte „chaotische" Ecken. In manchen Fällen entwickelt sich eine besondere Bedeutung von Gegenständen über ein Sammel-Hobby, bei dem es zunächst nur um bestimmte Dinge geht (z. B. Briefmarken). Schrittweise kann das Sammeln immer mehr Gegenstände und Bereiche betreffen und sich bis hin zu einem Sammelzwang entwickeln. Angehörige wundern sich zunächst bloß über einzelne Verhaltensweisen und wenden sich später vielleicht sogar ganz ab, wenn das Sammeln immer mehr Raum einnimmt. Dass es insgesamt jedoch von Vorteil ist, nicht wegzuschauen, sondern dem Sammeln bereits bei ersten Anzeichen entgegenzuwirken, um einer weiteren Verschlechterung vorzubeugen, werden wir im Kapitel 3 noch genauer erläutern.

1.2 Pathologisches Horten als Diagnose

Zeigen sich bei einer Person erste Anzeichen des Hortens – eventuell sogar über einen langen Zeitraum hinweg –, kann die Frage aufkommen, ob die Ausprägung des Hortens schon krankheitswertig ist, ob also tatsächlich das Störungsbild des pathologischen Hortens vorliegt. Betroffene können sich anhand der in diesem Ratgeber beschriebenen Kennzeichen einen ersten Eindruck darüber verschaffen, ob bei ihnen Anhaltspunkte für die Diagnose des pathologischen Hortens vorliegen.

Eine Diagnose kann jedoch nur durch psychologische oder ärztliche Fachpersonen (Psychiater:in, Psycholog:in, Psychotherapeut:in) gestellt werden. Diese setzen häufig für ein erstes Screening den *Fragebogen zwanghaften Hortens* (Mueller et al., 2009) ein. Dieser Fragebogen erfasst das Ausmaß der Hort-Symptomatik anhand von 19 einzuschätzenden Aussagen, ein Wert von 28 oder mehr legt das Vorliegen einer Diagnose des pathologischen Hortens nahe. Die *Hoarding Rating Scale* (Tolin, Frost & Steketee, 2010) besteht aus fünf Fragen zur Hort-Symptomatik und wird von Therapeut:innen hauptsächlich in Form eines klinischen Interviews eingesetzt. Die *Clutter Image Rating Scale* (Frost, Steketee, Tolin & Renaud, 2008) misst das Ausmaß der Unordnung im Wohnraum von Betroffenen, indem eine Einschätzung der Unordnung in einem Zimmer anhand von Fotos vorgenommen wird.

Die in Kapitel 1.1 beschriebenen Merkmale sind Symptome des pathologischen Hortens. Diese Symptome können in unterschiedlicher Ausprägung bei Menschen vorliegen. Die Diagnose des pathologischen Hortens wird nur dann gestellt, wenn bestimmte Symptome in ausreichender Ausprägung gegeben sind. Fachpersonen (wie z. B. Psychotherapeut:innen oder Fachärzt:innen) orientieren sich bei der Diagnosestellung an sogenannten Klassifikationssystemen, in denen alle (psychischen) Erkrankungen aufgeführt sind. Für jede Erkrankung ist dabei genau angegeben, welche Symptome (auch als Diagnosekriterien bezeichnet) vorliegen müssen, damit die Diagnose vergeben werden kann. Die 11. Version der „International Classification of Diseases" (ICD-11) ist das weltweit anerkannte Klassifikationssystem für alle Arten von Gesundheitsproblemen (z. B. körperliche Erkrankungen, aber auch psychische Störungen). Die ICD-11 (bzw. die vorherige Version, die ICD-10) wird auch im deutschen Gesundheitssystem verwendet, um z. B. Behandlungen mit Krankenkassen abrechnen zu können.

Im Kasten sind die Diagnosekriterien für das pathologische Horten gemäß ICD-11 aufgeführt.

Diagnosekriterien für das pathologische Horten nach ICD-11 (Code: 6B24)

- Pathologisches Horten ist durch eine Anhäufung von Besitz und Gegenständen gekennzeichnet, die dazu führt, dass die Wohnräume so überfüllt sind, dass ihre Nutzung oder Sicherheit beeinträchtigt ist. Wenn die Wohnräume aufgeräumt sind, ist dies nur auf das Eingreifen Dritter (z. B. Familienmitglieder, Reinigungskräfte, Behörden) zurückzuführen.
- Die Anhäufung ist sowohl auf einen wiederkehrenden Drang oder auf Verhaltensweisen im Zusammenhang mit der Ansammlung von Gegenständen zurückzuführen als auch auf die Schwierigkeit, sich von Gegenständen zu trennen, weil man glaubt, sie aufbewahren zu müssen, und weil man sich beim Wegwerfen der Gegenstände unwohl fühlt. Dabei kann die Anhäufung passiv (z. B. Sammlung von eingehenden Flugblättern oder Post) oder aktiv (z. B. übermäßiger Erwerb von kostenlosen, gekauften oder gestohlenen Gegenständen) erfolgen.

- Die Symptome führen zu einem bedeutsamen Leidensdruck oder zu erheblichen Beeinträchtigungen in persönlichen, familiären, sozialen, schulischen, beruflichen oder anderen wichtigen Funktionsbereichen.

Zusammenfassend wird also deutlich, dass die beobachteten Schwierigkeiten, Dinge wegzuwerfen, bei dem Störungsbild darauf zurückzuführen sind, dass die Betroffenen das Bedürfnis verspüren, die Gegenstände aufzuheben. Infolgedessen kommt es zu einer Ansammlung von Gegenständen und damit verbunden zu Einschränkungen und zu einem erheblichen Leidensdruck.

Während das Krankheitsbild des pathologischen Hortens in der Vergangenheit als Subtyp einer Zwangsstörung eingeordnet wurde, wird es nun in der ICD-11 als eigenständige Diagnose aufgeführt. Grund für diese Änderung ist unter anderem, dass sich die Symptomatik des Hortens von der Symptomatik anderer Subtypen von Zwangsstörungen unterscheidet und dass es oft unabhängig von anderen Zwangssymptomen (z. B. Wasch- oder Kontrollzwängen) auftritt.

Merke

Pathologisches Horten wird heute als eigenständige psychische Störung anerkannt: Horten hat eigene Ursachen und braucht eine spezifische Behandlung. Viele Menschen, die an pathologischem Horten leiden, haben zusätzlich andere psychische Probleme (z. B. Depressionen, Angststörungen oder ADHS, vgl. Kapitel 1.5). Häufig zeigt sich, dass das Horten bestehen bleibt, auch wenn diese anderen Störungen erfolgreich behandelt wurden. Deshalb ist es wichtig, Horten als eigenständiges Problem anzuerkennen und gezielt zu behandeln.

1.3 Abgrenzung zum Hobby „Sammeln“

Wie in Kapitel 1.2 dargestellt, müssen bestimmte Kriterien erfüllt sein, damit von pathologischem Horten gesprochen werden kann. Manche Menschen sammeln leidenschaftlich verschiedene Dinge (z. B. Figuren oder Schallplatten). Personen, die einem solchen Hobby nachgehen, haben Freude daran, die geliebten Dinge zu sammeln, sie zu betrachten und sich mit anderen Personen darüber auszutauschen. Im Gegensatz dazu haben Menschen, die von pathologischem Horten betroffen sind, aufgrund ihrer Symptomatik einen hohen Leidensdruck. Ein weiterer Unterschied besteht darin, dass mit pathologischem Horten Einschränkungen einhergehen, die das alltägliche Leben betreffen. Der Wohnraum kann nur eingeschränkt genutzt werden und die Betroffenen erleben Beeinträchtigungen in sozialer und beruflicher Hinsicht.

Auch wenn die genannten Aspekte Unterschiede zwischen dem pathologischen Horten und dem Hobby „Sammeln" aufzeigen, ist dennoch anzumerken, dass einzelne Studienergebnisse nahelegen, dass das Hobby „Sammeln" eine Vorstufe des pathologischen Hortens sein kann. Beim pathologischen Horten wird die emotionale Bindung an Besitztümer als Faktor angesehen, der die Störung aufrechterhält. Wenn also Hobby-Sammler:innen ähnliche emotionale Bindungen zu immer mehr Gegenständen aufbauen und diese in der Folge auch sammeln, kann sich das Sammel-Hobby auch zum pathologischen Horten entwickeln.

Fallbeispiel: Das Hobby „Sammeln" vs. pathologisches Horten

In einem in einer größeren Stadt gelegenen Mietshaus lebte in der ersten Etage Herr M., Mitte 40 und alleinstehend, und im dritten Stock Herr S., etwa 70 Jahre alt und ebenfalls alleinstehend. Beide Wohnungen waren extrem überfüllt, es gab nur noch etwa 50 Zentimeter schmale Gänge, in denen man sich in den Wohnungen fortbewegen konnte. Beide Bewohner hatten deshalb einen erheblichen Leidensdruck. Der Unterschied zwischen den Wohnungen war jedoch gravierend. Der jüngere Mieter, Herr M., bewohnte eine Wohnung, in der er über die Jahre unüberschaubar viele Dinge angesammelt hatte, der ältere Mieter, Herr S., hatte seine Wohnung mit Uhren vollgestellt, die er seit seiner Jugendzeit sammelte. Herr M. konnte und wollte aus Scham niemanden in seine Wohnung reinlassen, der Uhrensammler litt darunter, dass er nur mit einiger Mühe eine einzelne Person in seine Wohnung reinlassen konnte. Die Wohnung von Herrn S. war vor allem deshalb so voll, weil er nicht nur Armbanduhren, Taschenuhren, Wecker, Tischuhren, sondern auch die erheblich mehr Platz brauchenden Wand- und Standuhren gesammelt hatte. Ein Unterschied zu seinem Nachbarn Herr M. lag in der Wirkung auf andere Menschen. Der Uhrensammler war im Haus, in der Straße und im Viertel bekannt und beliebt, da er mit den Uhren, die oft Jahrzehnte alt waren, Kulturgüter bewahrte. Dagegen wurde über Herrn M. hinter vorgehaltener Hand getuschelt und es wurde abfällig über seine Wohnung gesprochen, die er nicht gänzlich vor Blicken schützen konnte, da er ja beim Betreten und Verlassen die Wohnungstür öffnen musste und Nachbar:innen oder Besucher:innen in dem Moment einen kurzen Blick in die Wohnung werfen konnten. Ein weiterer Unterschied zwischen den überfüllten Wohnungen war, dass Herr M. von mindestens 90 % der Dinge nicht sagen konnte, wo sie sich in seiner Wohnung befinden. Im Gegensatz dazu konnte der Uhrensammler Herr S. zeitnah jede gewünschte Uhr finden. Wenn jemand von ihm beispielsweise eine Herrenarmbanduhr des Herstellers Junghans, Baujahr 1965, gezeigt bekommen wollte, schaute er in seinen Leitzordner „Herrenarmbanduhren“, suchte den Buchstaben „J“ und fand unter „Junghans“ in der Spalte „1965“ die gewünschte Uhr und deren Aufbewahrungsort.

Dieses Fallbeispiel verdeutlicht, wie schwierig es sein kann, das Hobby „Sammeln“ von pathologischem Horten abzugrenzen. Die Wohnungen der beiden Mieter waren ähnlich überfüllt und beide litten darunter, dass sie dadurch keinen Besuch mehr in ihrer Wohnung empfangen konnten. Ein wichtiger Unterschied war jedoch, dass Herr M. keinerlei Ordnung in seiner überfüllten Wohnung hatte und er kaum etwas wiederfand, wenn er es brauchte. Herr S. konnte jederzeit finden, was er suchte, weil er trotz der Fülle an Gegenständen ein Ordnungssystem hatte.

Vier Typen des Hortens

Erfahrungen aus der praktischen Arbeit mit Personen, die horten, zeigen, dass sich abhängig davon, ob eher eine Sammelproblematik im Vordergrund steht oder eine Vermüllung, vier Typen des Hortens unterscheiden lassen: reines Sammeln, primäres Sammeln, reine Vermüllung und primäre Vermüllung.

Reine Sammler:innen zeichnen sich dadurch aus, dass keinerlei Müll gehortet wird; es handelt sich ausschließlich um das Horten von Gegenständen, die aus individueller Sicht als wertvoll oder bedeutungsvoll empfunden werden. Bei den *Primär-Sammler:innen* ist zusätzlich ein gewisser Vermüllungsanteil feststellbar, der jedoch deutlich geringer ausgeprägt ist als der Sammelanteil. Umgekehrt findet sich bei reiner Vermüllung kein nennenswertes Sammelverhalten – hier wird Müll angehäuft ohne erkennbare Struktur oder Systematik. Bei *primärer Vermüllung* wiederum gibt es eine Tendenz zur Vermüllung bei gleichzeitiger, aber untergeordneter Sammelproblematik.

Auf der Basis anonymer Umfragen, die die Messie-Akademie durchgeführt hat, in denen Betroffene ihre Situation selbst einschätzen sollten, zeigt sich folgendes Bild: Etwa 30 % der Befragten ordnen sich dem Typus reine Vermüllung zu. Etwa 20 % entsprechen dem Typus primäre Vermüllung. Des Weiteren ordnen sich rund 30 % der Befragten dem reinen Sammler:innen-Typus zu und etwa 20 % geben an, dem Typus primäres Sammeln zu entsprechen. Bei diesen Werten handelt es sich nicht um wissenschaftlich veröffentlichte Daten, sondern lediglich um unveröffentlichte Umfrageergebnisse.

1.4 Andere Ursachen von Vermüllung und Wohnungsverwahrlosung

Wenn die Wohnung vermüllt oder verwahrlost ist, heißt das nicht zwangsläufig, dass das Krankheitsbild des pathologischen Hortens vorliegt. Auch eine andere psychische Erkrankung kann die Ursache dafür sein. Tabelle 1 gibt einen Überblick, welche psychischen Erkrankungen aufgrund bestimmter Symptome dazu führen können, dass die Ordnung in der Wohnung stark vernachlässigt wird.

Tabelle 1: Psychische Störungen, die zu Vermüllung oder Verwahrlosung der Wohnung führen können

Krankheitsbild	Ursachen
Schwere Depression	Verminderter Antrieb, Interessenverlust, Kraftlosigkeit
Psychosen	Wahnideen, verminderter Antrieb
Suchterkrankungen	Oft schwere Vernachlässigung sämtlicher persönlicher Angelegenheiten
Demenz	Vergesslichkeit, Desorientierung
Autismus	Eingeschränktes Interesse
Aufmerksamkeitsdefizit-/Hyperaktivitätsstörung (ADHS)	Desorganisiertheit, Aufschieben notwendiger Dinge

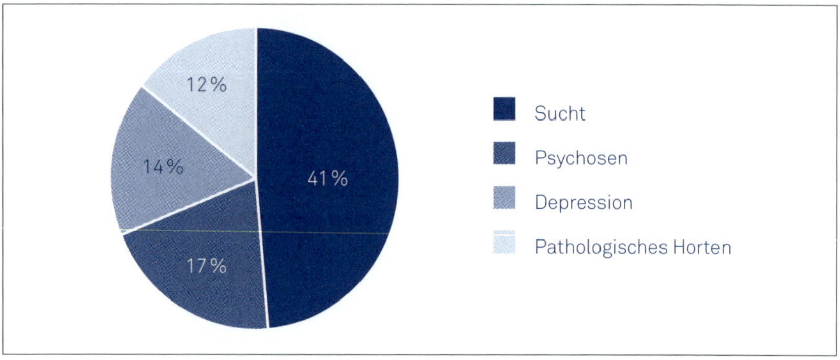

Abbildung 3: Ursachen unbewohnbar gewordener Wohnungen (eigene Darstellung nach Lenders et al., 2015)

Es gibt nur wenige Untersuchungen zu der Frage, wie häufig eine verwahrloste Wohnung auf pathologisches Horten oder auf eine andere psychische Erkrankung zurückzuführen ist. Eine Studie von 2015 wertete 186 Fälle aus den Jahren 2008 bis 2012 aus, in denen Wohnungen so stark verwahrlost oder vermüllt waren, dass sie kaum noch bewohnbar erschienen. Das Ergebnis der Studie: Pathologisches Horten war in rund 12 % der Fälle die Hauptdiagnose. Die Mehrheit der Betroffenen litt jedoch an Suchtkrankheiten (41 %), Psychosen (17 %) oder Depressionen (14 %; vgl. Abbildung 3). Eine Gemeinsamkeit der Betroffenen war ein hohes Maß an sozialer Isolation, sie lebten überwiegend allein (84 %) und hatten vor der Diagnose oft einen intakten Bildungs- und Berufsweg, der mit der Zeit durch die psychische Erkrankung verloren ging (Lenders, Kuster & Bispinck, 2015).

Insbesondere pathologisch hortende Personen taten sich schwer, Hilfe anzunehmen. Der Zustand der Wohnung war oft durch eine „saubere Überfülle" geprägt: viele noch verpackte Gegenstände, kaum noch nutzbare Räume und starke emotionale Bindung an den Wohnraum. Interventionen wie Entrümpelung wurden meist abgelehnt oder nur unter hohem innerem Widerstand zugelassen.

1.5 Welche psychischen Störungen können begleitend auftreten?

Sehr viele Menschen, die an einer psychischen Störung (z. B. einer Depression) leiden, sind auch noch von anderen psychischen Störungen betroffen. Fachleute sprechen hier von komorbiden psychischen Störungen. Dass häufig weitere psychische Störungen begleitend auftreten, liegt zum einen daran, dass viele psychische Erkrankungen gemeinsame Ursachen haben, wie etwa gemeinsame erbliche Ursachen oder auch Belastungen aus der Kindheit und Jugend, die sich dann später nicht nur in einer, sondern in mehreren psychischen Störungen manifestieren können. Zum anderen sind die Folgen einer psychischen Erkrankung für Betroffene wiederum eine Belastung, die eine andere psychische Störung, wie z. B. eine Depression, begünstigen kann. So ist es nicht verwunderlich, dass viele Menschen, die an pathologischem Horten leiden, auch von anderen psychischen Erkrankungen betroffen sind. Im Folgenden werden einige dieser Erkrankungen näher beschrieben.

Depression. Die häufigste begleitende psychische Störung bei Menschen, die an pathologischem Horten leiden, ist die Depression. Hauptsymptome von Depressionen sind gedrückte Stimmung, Freudlosigkeit, Antriebs- und Kraftlosigkeit und Verlust des Interesses an Dingen. Etwa die Hälfte der von pathologischem Horten Betroffenen leidet zusätzlich an einer depressiven Störung. Allgemein findet man eine Häufung von Depressionen bei den meisten Menschen, die unter schweren Zwängen leiden, weil zwanghafte Verhaltensweisen das Leben sehr stark einengen, andere positive Aktivitäten verhindern und einsam machen. Menschen, die an pathologischem Horten leiden, können andere Personen kaum noch in ihre Wohnung lassen, haben oft weniger Freund:innen und Bekannte und sind sehr viel mit ihren Gegenständen beschäftigt. Andererseits kann eine Depression auch der Grund sein, warum eine Person andere Probleme wie etwa das Horten nicht angehen kann, denn zur Depression zählt neben der gedrückten, traurigen Stimmung vor allem Energie- und Antriebslosigkeit. Die Betroffenen haben dann keine Kraft, sich ihrer Probleme anzunehmen oder notwendiges Aufräumen anzugehen.

Aufmerksamkeitsdefizit-/Hyperaktivitätsstörung (ADHS). Kennzeichen der ADHS sind Störungen der Aufmerksamkeit wie Unkonzentriertheit, Zerstreutheit und Schwierigkeiten in der Organisation des Alltags. Zu den Symptomen zählt auch die Prokrastination, das heißt das Hinausschieben von Aufgaben, die erledigt werden müssen. Auch Impulsivität zählt zu den typischen Symptomen der ADHS. Bei der ADHS wird zwischen einem eher unaufmerksamen und einem eher impulsiven Typ unterschieden. Studien konnten zeigen, dass bei pathologischem Horten vor allem der unaufmerksame Typ gehäuft vorkommt. Eine Studie mit 200 Patient:innen, die von pathologischem Horten betroffen waren, konnte zeigen, dass bei einem Viertel der Betroffenen zusätzlich eine ADHS vorlag, überwiegend vom unaufmerksamen Typ (Frost, Steketee & Tolin, 2011).

Angststörungen. Auch Angststörungen sind bei Menschen, die von pathologischem Horten betroffen sind, häufiger als bei Menschen, die keine psychischen Störungen haben. Etwa ein Viertel der Betroffenen haben auch eine soziale Angststörung. Bei einer sozialen Angststörung steht die Angst im Vordergrund, von anderen Menschen negativ bewertet zu werden bzw. im Mittelpunkt der Aufmerksamkeit zu stehen. Dies kann bei pathologischem Horten eine besondere Rolle spielen, wenn Chaos in der Wohnung herrscht, und Betroffene Angst davor haben, dass andere Menschen sie dafür verurteilen könnten. Eine soziale Angststörung kann zusätzlich dazu beitragen, dass keine Hilfe aufgesucht wird, auch wenn sie dringend erforderlich wäre. Manche Betroffenen beschreiben ihre angesammelten Gegenstände sogar als eine Art „Schutzschild", wodurch sie von der Außenwelt abgeschirmt sind, das heißt, vor deren Ansprüchen, Bewertungen oder Gefahren. Das Horten kann für sie also auch eine Form von Rückzug und Selbstschutz darstellen.

Selbstunsichere Persönlichkeitsstörung. Zwischen einer selbstunsicheren Persönlichkeitsstörung und einer sozialen Angststörung gibt es Überlappungen. Während sich bei der sozialen Angststörung die Angst auf Bewertungen durch andere Menschen bezieht, leiden Menschen mit selbstunsicherer Persönlichkeitsstörung an einer starken Unsicherheit in allen Lebensbereichen und es fällt ihnen schwer, Entscheidungen zu treffen. Auch dies kann Rückzug und Vereinsamung zusätzlich verstärken.

Zwangsstörungen. Das pathologische Horten ist eine mit der Zwangsstörung verwandte Störung, jedoch leiden die meisten Betroffenen nicht an einer typischen Zwangsstörung. Diese ist vor allem durch Zwangsgedanken und Zwangshandlungen gekennzeichnet. Zwangsgedanken äußern sich häufig in der Befürchtung, beschmutzt zu sein oder einen Fehler gemacht zu haben. Viele Betroffene leiden auch unter aufdringlichen aggressiven oder sexuellen Zwangsgedanken. Typische Zwangshandlungen sind Waschzwänge (z. B. exzessives Händewaschen oder Reinigen von Gegenständen) sowie Kontrollzwänge (z. B. Überprüfung der Wohnungstüre oder der Herdplatten beim Verlassen des Hauses) aus Angst, etwas vergessen oder einen folgenschweren Fehler begangen zu haben. Menschen mit Zwangsstörungen stehen meist unter ständiger Anspannung, wobei die Zwangshandlungen ihnen meist nur eine kurzfristige Erleichterung verschaffen. Im Unterschied zum pathologischen Horten sind mit den Zwangssymptomen in der Regel keine positiven Gefühle verbunden. Beim pathologischen Horten hingegen kann das Sammeln, Besitzen, Kaufen und Beschaffen von Gegenständen mit positiven Gefühlen einhergehen.

1.6 Häufigkeit von pathologischem Horten in der Bevölkerung

Pathologisches Horten betrifft Menschen aller Altersgruppen, von Kindern und Jugendlichen bis hin zu Erwachsenen. Da die Symptome und Folgen von Horten mit zunehmendem Alter tendenziell stärker werden, sind ältere Menschen oft besonders stark betroffen.

Kinder und Jugendliche. Internationale Studien zeigen, dass etwa 1 % der Kinder an pathologischem Horten leidet. Bei Jugendlichen kann bei etwa 2 bis 4 % ein auffälliges Horten von Gegenständen auftreten. Mehrere Faktoren beeinflussen diese Zahlen: So verstecken Kinder oft ihre Symptome und viele Betroffene stört die Störung selbst gar nicht. Zudem haben Kinder oft nicht die Möglichkeit zu horten, da sie weniger Ressourcen haben und Eltern das Verhalten beeinflussen können, indem sie Gegenstände wegwerfen.

Erwachsene. Bei Erwachsenen liegt die Häufigkeit von pathologischem Horten zwischen 1 und 6 %. Internationale Studien zeigen, dass etwa 2,5 % der Menschen im Laufe ihres Lebens pathologisches Horten entwickeln. Dabei gibt es keinen Unterschied zwischen den Geschlechtern. Die Symptome des Hortens beginnen oft in der Jugend und nehmen mit dem Alter zu.

1.7 Verlauf und Folgen

Wenn pathologisches Horten nicht behandelt wird, verschlimmert sich die Problematik meist im Laufe der Jahre (vgl. Beispiel). Erste Anzeichen zeigen sich häufig schon im Jugendalter, oft im Alter von etwa 12 oder 13 Jahren. Zu Beginn fällt das Verhalten oft noch nicht richtig auf – viele Jugendliche sammeln einfach gerne bestimmte Dinge. Ernsthafte Probleme entstehen meist erst später, oft zwischen dem 30. und 40. Lebensjahr, wenn das Horten immer mehr Raum einnimmt und den Alltag zunehmend beeinträchtigt. Besonders dramatisch kann die Situation werden, wenn Räumlichkeiten, die für das alltägliche Leben relevant sind (z. B. Bad, Küche oder Toilette), vollgestellt sind und nur eingeschränkt oder gar nicht mehr genutzt werden können. Ohne Hilfe wird das Problem in der Regel mit dem Alter schlimmer.

Fallbeispiel: Pathologisches Horten und Depression

Eine 50-jährige Patientin, die wegen Depressionen in Behandlung war, berichtete am Ende der Therapie, dass sie eine komplett überfüllte Wohnung habe. Aus Scham habe sie dies erst am Ende der Therapie erwähnt: Sie wisse, dass sie da ein ganz großes Problem habe, habe sich aber sehr geschämt.

Sie habe eine Drei-Zimmer-Wohnung und kann seit zehn Jahren nur noch eines von drei Zimmern bewohnen, weil die anderen beiden Zimmer komplett mit Gegenständen gefüllt sind. Sie zeigt Fotos der beiden Zimmer, und es bestätigt sich, dass die Zimmer so sehr mit Gegenständen (Schachteln, Möbel, Haushaltsutensilien, Bücher, alte Videokassetten etc.) gefüllt sind, dass die Zimmer nicht mehr zu betreten sind.

Die Auswirkungen des pathologischen Hortens sind vielfältig und betreffen sowohl die physische als auch die psychische Gesundheit der Betroffenen:

- *Gesundheitsrisiken:* Die übermäßige Ansammlung von Gegenständen kann zu unhygienischen Wohnverhältnissen führen, die das Risiko für Infektionen und Unfälle erhöhen.
- *Soziale Isolation:* Scham und das Bedürfnis, die Wohnsituation zu verbergen, führen oft zu sozialem Rückzug und Einsamkeit.
- *Psychische Begleiterkrankungen:* Viele Betroffene leiden zusätzlich unter anderen psychischen Störungen wie Depressionen, Angststörungen oder

ADHS. Etwa die Hälfte der Betroffenen hat eine begleitende depressive Erkrankung.
- *Beeinträchtigung der Entscheidungsfähigkeit:* Die Unfähigkeit, sich von Gegenständen zu trennen, geht oft mit Schwierigkeiten bei alltäglichen Entscheidungen einher, was den Alltag zusätzlich erschwert.

1.8 Tier-Horten – eine besondere Form des Hortens

Tier-Horten, auch „Animal Hoarding", ist eine besondere Form des pathologischen Hortens, bei der eine Person eine ungewöhnlich große Anzahl von Haustieren hält und pflegt. Dabei sind die Besitzer:innen aufgrund der Menge der Tiere oft nicht mehr in der Lage, diesen Tieren eine angemessene Pflege und Unterbringung zu bieten. Dies führt oft zu überfüllten Räumen und unhygienischen Lebensbedingungen, sowohl für die Tiere als auch für die Halter:innen. Merkmale des Tier-Hortens sind:

1. *Zu viele Tiere:* Es befinden sich viel mehr Tiere als üblich in einem Haushalt.
2. *Schlechte Versorgung:* Die Tiere bekommen nicht ausreichend Futter, Pflege oder tierärztliche Behandlung. Dies führt oft zu Krankheiten und manchmal zum Tod.
3. *Leugnen des Problems:* Die betroffene Person erkennt nicht, dass sie die Tiere nicht richtig versorgen kann und welche Auswirkungen dies hat.
4. *Weitersammeln von Tieren:* Trotz offensichtlicher Überforderung werden weiter Tiere gesammelt.

Meistens sind alleinlebende Frauen mittleren Alters betroffen, die häufig in schmutzigen städtischen Wohnungen leben. Bei Hunden und Katzen handelt es sich um Tiere, die am häufigsten gehortet werden. In vielen Fällen können sie sich unkontrolliert fortpflanzen. Tier-Horten tritt selten auf, es gibt bis zu 3,71 Fälle pro 100 000 Menschen.

Auswirkungen auf Tiere und Halter:innen. Viele Tiere auf engem Raum führen zu unhygienischen Zuständen, wie Kot- und Urinansammlungen, was Schädlinge anzieht und Krankheiten fördert. Tiere entwickeln oft Verhaltensprobleme wie Angst, Anhänglichkeit oder Urinieren und Defäkieren, wenn sie allein gelassen werden. Betroffene Personen leben oft in schlechten Wohnverhältnissen ohne funktionierendes Badezimmer, ohne funktionierende Küche, ohne Heizung, Strom oder Wasser. Manchmal werden sogar verstorbene Tiere in Gefrierschränken, Nebengebäuden oder auf andere Weise aufbewahrt. Das Ausmaß der Hygieneprobleme ist beim Tier-Horten oft größer als beim Horten von Gegenständen. Verwahrlosung ist charakteristisch für die meisten Wohnungen von Betroffenen, einschließlich eines hohen Verletzungsrisikos durch physische Gefahren, unzureichende Beleuchtung und strukturelle Schäden.

Gründe für das Horten von Tieren. Betroffene horten Tiere oft aus Liebe zu ihnen, sehen sie als Ersatzkinder oder glauben, dass sich sonst niemand um sie kümmern würde. Manche haben Angst, die Tiere würden in einem Tierheim eingeschläfert werden. Betroffene haben oft wenig zwischenmenschliche Beziehungen, was mit einem Mangel an sozialen Fähigkeiten zusammenhängen kann. Tiere bieten ihnen dann einen gewissen emotionalen Trost.

Fallbeispiel: Horten von Katzen

Eine ältere Dame wohnte in einem Haus zusammen mit Dutzenden von Katzen. Die Dame war mit den vielen Tieren total überfordert. Als sie von ihrer gesetzlichen Betreuerin und einem Mitarbeiter des Messie-Hilfe-Teams besucht wurde, befanden sich etwa 50 bis 60 Katzen im Haus und auf ihrem Grundstück. Eine Woche zuvor waren auf Initiative der Betreuerin bereits Mitarbeiter:innen des Tierschutzvereins im Haus und haben über 40 Katzen eingefangen und ins Tierheim gebracht. Die Kater waren alle nicht kastriert und die Anzahl der Tiere nahm dadurch immer mehr zu. Wenn Tiere krank wurden, kümmerte sich die Besitzerin nicht um die tierärztliche Versorgung. Der Geruch im Haus war unerträglich, da die wenigen vorhandenen Katzentoiletten überfüllt waren und die Katzen ihre Ausscheidungen überall im Haus von sich gaben. Die Tiere wirkten sehr scheu und versteckten sich unter und hinter den Möbelstücken. Die Katzen, die sich zeigten, wirkten ungepflegt und nicht ausreichend ernährt. Da die ältere Dame einsichtig war, dass es so nicht weitergehen konnte, stimmte sie zu, dass bis auf vier Katzen alle anderen auch ins Tierheim gebracht werden. Etwa eine Woche nach dem zweiten Besuch der Mitarbeiter:innen des Tierheims wurde vom Messie-Hilfe-Team eine Grundreinigung durchgeführt. Ein halbes Jahr später berichtete die gesetzliche Betreuerin dem Messie-Hilfe-Team, dass ihre Klientin sich gut um die verbliebenen vier Katzen kümmere, das Haus sauber blieb und keine Geruchsbelästigung mehr vorhanden war.

Fallbeispiel: Horten von Ratten

Die Freundin einer Frau, die in einem abgelegenen Haus wohnte, besuchte diese in Begleitung eines Mitarbeiters des Messie-Hilfe-Teams. Sie war durch ein Telefonat mit ihrer Freundin alarmiert, die ihr sagte, dass sie viele Ratten im Haus und auf dem Grundstück habe und sich gut um diese kümmern würde, indem sie immer ausreichend Futter für die Tiere auslege. Bei Ankunft entdeckten die besorgte Freundin und der Mitarbeiter des Messie-Hilfe-Teams weder im Haus noch im Stall oder auf dem Hof Ratten, sie fanden jedoch mehrere tote Tiere, auch im Wohnhaus.

Die Frau, die in dem Haus wohnte, sagte, dass sie die Kadaver jede Woche einsammeln und begraben würde und zeigte ihrer Freundin und dem Mitarbeiter des Messie-Hilfe-Teams die Gräber. Auf den Hinweis, dass das Füttern der Ratten immer weitere Ratten anziehen würde, antwortete sie, dass das doch auch Tiere seien, um die man sich kümmern müsse. Die besorgte Freundin und der Mitarbeiter des Messie-Hilfe-Teams gewannen den Eindruck, dass die Betroffene nicht davon zu überzeugen war, dass ihr Verhalten das Problem verschlimmerte. Sie verließen das Haus und die Freundin entschied sich, am nächsten Tag das Gesundheitsamt zu verständigen.

Betroffene, die Tiere horten, erkennen oft nicht mehr, wie schlecht es ihren Tieren geht, da sie ihre Lage nur noch durch einen engen Filter (Tunnelblick) wahrnehmen. Nicht selten befinden sich neben den lebenden auch tote Tiere in der Wohnung bzw. im Haus. Die Böden sind teilweise oder ganz mit Kot und Urin verschmutzt. Die Betroffenen sind meist chronisch erschöpft und schaffen es daher nicht mehr, die Tiere und die Wohnung bzw. das Haus sauber zu halten. Sie erkennen auch nicht die Gefährdung der eigenen Gesundheit. Entsprechend gilt es, Betroffene für eine Therapie zu motivieren, die es ihnen ermöglicht, schrittweise ihre Sammelsucht aufzugeben. Oft gelingt dies durch einen Appell an ihre Tierliebe, wenn Betroffene erkennen können, dass ihre Tiere leiden. Durch das Einschalten des örtlichen Tierschutzvereins kann schrittweise die Anzahl der Tiere reduziert werden, bis nur noch so viele Tiere in einer Wohnung sind, die dort ausreichend Platz haben und die die Betroffenen gut versorgen können.

1.9 Digitales Horten – eine besondere Form des Hortens

Unter „digitalem Horten“ versteht man das übermäßige Sammeln und Speichern von digitalen Dateien wie Videos, Fotos, E-Mails und Dokumenten. Dies kann so weit gehen, dass man den Überblick verliert, was zu Stress und Unordnung führt. Obwohl digitales Horten keinen physischen Platz braucht, kann es sowohl das persönliche als auch das berufliche Leben negativ beeinflussen.

Ursachen des digitalen Hortens. Es gibt zwei Hauptgründe für digitales Horten:

- *Schwierigkeit beim Löschen:* Viele Menschen haben Angst, Daten zu löschen, weil sie denken, sie könnten sie später noch gebrauchen. Diese emotionale Bindung an die Dateien macht es schwer, sich davon zu trennen.
- *Einfache Anhäufung:* Digitale Dateien zu sammeln ist einfach und erfordert wenig Aufwand. Das führt dazu, dass man große Mengen an Daten speichert, ohne sie regelmäßig zu überprüfen und zu löschen.

Auswirkungen auf das Leben und die Arbeit. Digitales Horten kann sowohl das persönliche als auch das berufliche Leben stark beeinträchtigen. Es führt dazu, dass Betroffene weniger produktiv sind, weil sie wichtige Informationen in der Vielzahl der gespeicherten Dateien schwer oder nicht mehr finden können. Dadurch dauert das Erledigen von Aufgaben länger, und die Arbeitsleistung leidet. Auch das Speichern der Dateien benötigt Zeit. Die Unordnung durch zu viele Dateien verursacht häufig Stress und Unruhe, weil Betroffene ständig befürchten, etwas Wichtiges zu übersehen. Alte und ungenutzte Dateien können schützenswerte Informationen enthalten und es kann ein Sicherheitsrisiko darstellen, wenn diese wichtigen Dateien aus dem Blick geraten bzw. nicht ausgereichend schützt sind. Zudem kann die Speicherung großer Datenmengen hohe Kosten verursachen.

Tipp

Überprüfen Sie regelmäßig, wie viel Sie auf Ihren Festplatten gespeichert haben. Denken Sie darüber nach, welche Dateien Sie wirklich noch benötigen und welche Dateien gelöscht werden können. Überlegen Sie am besten gleich beim ersten Ablegen von Dateien, ob Sie sie wirklich im späteren Leben noch einmal benötigen.

2 Wie entsteht pathologisches Horten?

Die Entstehung und Aufrechterhaltung von pathologischem Horten kann durch verschiedene Faktoren begünstigt werden. In den folgenden Kapiteln werden zunächst die wichtigsten Faktoren erläutert, bevor in Kapitel 2.5 das Zusammenspiel der einzelnen Faktoren anhand des kognitiv-verhaltenstheoretischen Modells von Frost und Hartl (1996) veranschaulicht wird.

2.1 Persönlichkeit und Lerngeschichte

Ein erster wichtiger Einflussfaktor ist die Persönlichkeit und die Lerngeschichte der jeweiligen Person. Mit der Lerngeschichte ist gemeint, dass uns Erfahrungen, die wir vor langer Zeit in der Kindheit und Jugend gemacht haben, auch noch im Erwachsenenalter prägen können. Manchmal bemerken wir, dass wir uns selbst noch im Erwachsenenalter an Werten und Verhaltensweisen orientierten, die uns in der Kindheit vermittelt oder vorgelebt wurden. Auch Persönlichkeitseigenschaften begleiten uns ein Leben lang. Dabei kann es sein, dass diese Persönlichkeitseigenschaften und Vorerfahrungen unter bestimmten Voraussetzungen dazu führen, dass wir bestimmte Verhaltensweisen zeigen.

Das gilt auch für das pathologische Horten: Bei Personen mit bestimmten Persönlichkeitseigenschaften und Lebenserfahrungen liegt eine höhere Wahrscheinlichkeit vor, dass sie im Laufe ihres Lebens das Störungsbild des pathologischen Hortens entwickeln. Fachleute sprechen in diesem Zusammenhang auch von Vulnerabilität, also der Anfälligkeit eines Individuums, die es wahrscheinlicher macht, dass diese Person eine bestimmte Störung entwickelt (z. B. pathologisches Horten). Zu diesen Vulnerabilitätsfaktoren zählen beispielsweise auch *ungünstige Grundüberzeugungen*, die unter anderem das Selbstbild betreffen. Grundüberzeugungen sind allgemeine Annahmen, mit denen ein Mensch die Welt wahrnimmt, einordnet und bewertet. Beispielsweise könnte jemand aufgrund von wiederholten Erfahrungen von Hilfslosigkeit die Annahme entwickeln, dass er oder sie nicht dazu in der Lage ist,

Alltagsanforderungen zu bewältigen. Wenn sich dann besondere Herausforderungen im Leben einstellen, könnte die Person aufgrund ihrer Annahme in einen Zustand der Hilfslosigkeit verfallen, anstatt nach Lösungsmöglichkeiten zu suchen oder sich helfen zu lassen.

Darüber hinaus können auch *verinnerlichte Werte,* die aus der Herkunftsfamilie stammen, eine Rolle spielen. Auch das *Verhalten* von relevanten Bezugspersonen kann zu einer ungünstigen Entwicklung beitragen, indem diese Bezugspersonen als *Modell* wirken und einen bestimmten Umgang mit Gegenständen vorleben. Beispielsweise wurde manchen Betroffenen in der Kindheit und Jugend vermittelt, dass es wichtig sei, den Nutzen in Gegenständen zu sehen und diese nicht vorschnell zu entsorgen. Anderen Betroffenen wurde ein Ansammeln von Besitztümern vorgelebt und sie wuchsen bereits in vollgestellten Wohnungen auf. Genauso ist es aber auch möglich, dass manche Betroffene ein pathologisches Horten entwickeln als Antwort auf ein eher ordentliches oder restriktives Umfeld, das kaum Freiräume gewährte. Dabei könnte das Sammeln als persönliche Freiheit erlebt werden.

Auch bestimmte *Persönlichkeitseigenschaften* können zu einer ungünstigen Entwicklung beitragen. Beispiele für solche Eigenschaften sind ein erhöhter Perfektionismus oder auch eine unsicher-vermeidende Persönlichkeitsausprägung. So könnten Betroffene aufgrund ihrer Tendenz, Gegenstände optimal nutzen zu wollen, ein pathologisches Horten entwickeln. Andere versuchen vielleicht, eine Unsicherheit, die durch das Wegwerfen von Gegenständen entstehen könnte, zu vermeiden, und sammeln dadurch Dinge an.

Exkurs: Komorbide Störungen als Einflussfaktor

Neben den vorgestellten Faktoren der Persönlichkeit und Lerngeschichte sind auch komorbide Störungen als Einflussfaktor zu nennen. Zum einen können dies psychische Störungen wie Depressionen oder Angststörungen sein. So berichten beispielsweise Betroffene davon, dass sie in belastenden Phasen eher zum Sammeln neigen oder Gegenstände ihnen ein Gefühl von Sicherheit geben können. Zum anderen können aber auch körperliche Erkrankungen zum Sammeln von Gegenständen beitragen, weil die Erkrankung die Mobilität oder den Handlungsspielraum der Betroffenen beeinträchtigt. So ist beispielsweise vorstellbar, dass sich Maßstäbe bezüglich eines aufgeräumten Wohnraumes ändern, wenn die Entsorgung von Gegenständen aufgrund einer Erkrankung beschwerlicher ist. Wenn Betroffene nur noch einen eingeschränkten Bewegungsspielraum haben, kann das Sammeln eine Strategie sein, um möglichst viele Dinge zur Verfügung zu haben, ohne die Wohnung verlassen zu müssen.

Fallbeispiel: Einfluss von Persönlichkeit und Lerngeschichte

Frau K. berichtet aus ihrer Kindheit und Jugend, dass die Familie wenig Geld zur Verfügung gehabt habe. Daher habe die Familie oft Nahrungsmittel oder andere Dinge einteilen müssen. Ihr sei mitgegeben worden, dass alles nachhaltig genutzt werden sollte. Auch sei eine Tante, die ihr nahegestanden habe, selbst am Sammelzwang erkrankt gewesen. Frau K. habe bereits in der Jugend festgestellt, dass sie oftmals Dinge perfekt machen müsse und Fehler in ihren Handlungen nur schwer akzeptieren könne.

Der Sammelzwang habe sich erst über die Jahre hinweg entwickelt. Sie habe schon immer gemerkt, dass sie Erinnerungsstücke (z. B. Kleidungsstücke der Tante), verschiedene Sammlerstücke (z. B. kleine Porzellanfiguren) und Gebrauchsgegenstände (z. B. Verpackungen) nicht so gut wegwerfen könne. Als ihr Mann und sie sich vor ein paar Jahren getrennt hätten und ihr inzwischen erwachsener Sohn ausgezogen sei, habe sie sich zunehmend zurückgezogen. Sie habe eine Depression entwickelt und die angesammelten Gegenstände hätten ihr ein Gefühl von Geborgenheit vermittelt.

Bei der Entwicklung des Sammelzwangs von Frau K. spielten die in der Herkunftsfamilie vermittelten Werte und das Modellverhalten, Dinge möglichst nachhaltig zu nutzen, eine wichtige Rolle. Des Weiteren können der erhöhte Perfektionismus und die depressive Erkrankung von Bedeutung für die Entwicklung der Störung sein.

2.2 Probleme der Informationsverarbeitung

Auch Probleme der Informationsverarbeitung können die Entwicklung und Aufrechterhaltung pathologischen Hortens begünstigen. Zur Informationsverarbeitung gehören Aspekte wie die Entscheidungsfindung, das Organisieren, die Aufmerksamkeit, das Lernen und das Gedächtnis. Wenn beispielsweise allgemeine Schwierigkeiten bei der Entscheidungsfindung vorliegen, kann es schwerer fallen, sich für das Wegwerfen von Dingen zu entscheiden. Kategorisieren zu können, ist wiederum wichtig, um Kategorien von Gegenständen zu bilden und unwichtige oder nicht mehr benötigte Dinge auszusortieren. Betroffene, denen das Organisieren schwerfällt, können Probleme haben, ein Ordnungssystem der eigenen Besitztümer herzustellen und damit einen Überblick zu behalten. Bei manchen Betroffenen ist zudem die Problemlösefähigkeit beeinträchtigt, sodass sie bei Problemsituationen im Alltag (die z. B. die Wohnsituation betreffen) nicht so leicht Lösungen finden. Wenn Schwierigkeiten darin bestehen, die Aufmerksamkeit über längere Zeit aufrechtzuerhalten, kann es beispielsweise schwerfallen, über einen gewissen Zeitraum konzentriert die Wohnung aufzuräumen.

Manchmal dient das Sammeln auch dazu, bestimmte Einschränkungen in der Informationsverarbeitung auszugleichen. Beispielsweise berichten manche Betroffene über Einschränkungen im Bereich des visuell-räumlichen Lernens oder des Arbeitsgedächtnisses. Wie bereits in Kapitel 1.5 dargestellt, können diese Schwierigkeiten bei einigen Betroffenen so ausgeprägt sein, dass von einer komorbid vorliegenden ADHS auszugehen ist. Das Ansammeln von Gegenständen kann dann die Funktion haben, Gegenstände im Blick zu behalten, oder es dient als Erinnerungsstütze.

Des Weiteren können solche Besonderheiten in der Informationsverarbeitung – die grundsätzlich (im Sinne einer erhöhten Fähigkeit zu flexiblem Denken oder einer ausgeprägten Kreativität) auch eine Ressource darstellen können – auch zu einer Aufrechterhaltung des pathologischen Hortens beitragen. Die besonderen Fähigkeiten werden dann beispielsweise zur Entwicklung von vielfältigen Ideen verwendet, wie die gesammelten Gegenstände genutzt und eingesetzt werden können. Das wiederum fördert eine Bindung an die Gegenstände und erschwert dann das Wegwerfen.

Fallbeispiel: Probleme der Informationsverarbeitung

Frau K. hat aufgrund ihrer Sorgen, einen Fehler zu begehen, schon häufiger festgestellt, sich bei verschiedenen Themen nicht entscheiden zu können. Das betreffe auch Entscheidungen über den Verbleib von Gegenständen, die sie dann erstmal behalte, anstatt sie wegzuwerfen. Aufgrund ihrer depressiven Erkrankung könne sie sich nur schwer konzentrieren, sodass sie Schwierigkeiten habe, Bereiche in ihrer Wohnung am Stück aufzuräumen. Sie könne sich an vieles nicht mehr so gut erinnern und würde daher verschiedene Gegenstände (wie Zeitungen, Erinnerungsstücke) in Sichtweite legen, um die Erinnerung nicht zu „verlieren". Zudem würden ihr mitunter außergewöhnliche Ideen einfallen, wofür sie verschiedene Dinge (z. B. Verpackungen) doch noch nutzen könnte (z. B. zum Basteln).

2.3 Annahmen über die Bedeutung von Besitztümern

Ein weiterer Faktor, der für die Entstehung und Aufrechterhaltung des pathologischen Hortens relevant ist, ist die besondere Bedeutung, die Betroffene ihren Besitztümern zuschreiben. Dabei spielt das Ausmaß eine wichtige Rolle. Denn auch für Menschen, die nicht an pathologischem Horten leiden, können Gegenstände eine besondere Bedeutung haben. Da gibt es vielleicht ein besonderes Erinnerungsstück aus der Kindheit (z. B. ein Fotoalbum), einen Gegenstand mit besonderem emotionalem Wert (z. B. ein Glücksbringer) oder einen häufig verwendeten, lieb gewonnenen Alltagsgegenstand (z. B. die Lieblingstasse), die eine individuelle Bedeutung erlangen können, sodass man sich nur schwer von ihnen trennen kann.

Für Menschen, die von pathologischem Horten betroffen sind, nehmen Besitztümer allerdings einen außergewöhnlichen Stellenwert ein, sie bauen zu vielen Gegenständen eine emotionale Bindung auf und entwickeln *ungünstige Annahmen über die Bedeutung persönlicher Gegenstände*. Dabei kann die Bedeutung darin liegen, dass der Gegenstand eine *wichtige Funktion* einnimmt und dadurch an Bedeutung gewinnt. Wichtige Funktionen können beispielsweise eine Stärkung des Selbstwerts oder eine mögliche Gedächtnisstütze (z. B. für zu erledigende Aufgaben oder für vergangene Erlebnisse) sein. Auch ist es möglich, dass der Gegenstand einen starken *emotionalen Wert* erhält. Betroffene fassen Gegenstände beispielsweise als einen Teil von sich selbst auf oder sehen darin eine Verbindung zu einer anderen Person, die ihnen viel bedeutet. Manchen Gegenständen wird auch ein *ästhetischer Wert* zugeschrieben, da sie eine besondere oder ansprechende Form, Farbe oder Oberflächenbeschaffenheit aufweisen. Das führt dazu, dass diese Gegenstände den Betroffenen als besonders kostbar erscheinen.

Neben diesen Annahmen über die persönliche Bedeutung von Gegenständen entwickeln Betroffene auch *allgemeine ungünstige Annahmen,* die das pathologische Horten fördern, wie z.B.

- ein *erhöhtes Verantwortungserleben* bei Gegenständen (z.B. „Ich muss den Gegenstand aufbewahren, da ich mich sonst schuldig fühle, wenn ich ihn in Zukunft einmal brauche"),
- ein stark ausgeprägtes *Gefühl der Verletzlichkeit* (z.B. „Nur meine Gegenstände können mir ein Gefühl der Sicherheit geben"),
- ein *Misstrauen in die eigene Gedächtnisleistung* (z.B. „Ich kann meinem Gedächtnis nicht trauen und muss daher meine Gegenstände als Erinnerungsstütze um mich haben").

Fallbeispiel: Annahmen über die Bedeutung von Besitztümern

Bei Frau K. erfüllen die von ihr gesammelten Gegenstände unter anderem die Funktion, ihr ein Gefühl von Geborgenheit zu vermitteln. Sie habe oft Selbstzweifel, und wenn ihr kreative Ideen zur Verwendung von Gegenständen einfielen, erfülle sie es, dass sie nicht so „verschwenderisch" sei. Sie habe dann das Gefühl, dass ihre angesammelten Dinge sie „als Menschen ausmachen" würden. Manche Besitztümer würden sie an die Zeit von damals, als sie noch mit ihrem Ex-Mann und dem gemeinsamen Kind zusammenlebte, erinnern. Sie verspüre über diese Gegenstände eine Verbindung zu diesen Menschen. Aufgrund der von ihr erlebten Gedächtnisprobleme habe sie zunehmend ein Misstrauen entwickelt, in welchen Momenten sie ihrem Gedächtnis noch trauen könne und wann nicht. Zur Sicherheit würde sie die Gegenstände daher in Sichtweite behalten.

2.4 Vermeidungsverhalten – die Rolle positiver und negativer Verstärkung

Jeder kennt das: Wenn wir mit einem unangenehmen Gefühl oder einer möglicherweise belastenden Erfahrung konfrontiert sind, setzen wir gern alles daran, diese zu vermeiden oder zumindest aufzuschieben. Gleichwohl ist uns bewusst, dass wir manchmal Unangenehmes bewältigen müssen (z.B. für eine Prüfung lernen), um auf lange Sicht einen Vorteil zu erfahren (z.B. die Prüfung zu bestehen). Kurzfristig gesehen fällt bei einer Vermeidung aber erstmal das unangenehme Gefühl weg (z. B. die Angst vor einer Prüfung) und wir fühlen uns etwas besser – auch wenn es für die Zukunft von Nachteil ist.

Dieses Vermeidungsverhalten lässt sich auch bei Personen beobachten, die von pathologischem Horten betroffen sind: Sie vermeiden Entscheidungen über Gegenstände. Aufgrund der Sorge, möglicherweise einen Fehler zu begehen (z. B. den Gegenstand fälschlicherweise wegzuwerfen), behalten sie die Gegenstände und schieben die Entscheidung auf. Damit vermeiden sie das Erleben unangenehmer Gefühle wie Unruhe (z. B. aus Sorge, den Gegenstand doch noch gebrauchen zu können), Trauer (z. B. bei Verlust eines lieb gewonnenen Gegenstands) oder Reue (z. B. aufgrund der Befürchtung, einen Fehler begangen zu haben). In der Psychologie spricht man davon, dass das Ansammeln durch die Vermeidung negativer Gefühle *negativ verstärkt* wird. Durch das Verhalten fällt in dem Moment also etwas Unangenehmes weg. Diese Erfahrung kann dazu führen, dass man die Entscheidung immer häufiger vermeidet und so immer mehr ansammelt.

Durch das Ansammeln von Gegenständen können nicht nur unangenehme Gefühle vermieden werden, auch das Auftreten angenehmer Gefühle kann dieses Verhalten begünstigen. Beispielsweise können Gefühle wie Freude oder Stolz entstehen, wenn ein neuer Gegenstand erworben wird oder sich ein aufbewahrter Gegenstand zu einem späteren Zeitpunkt als nützlich erweist. In dem Fall spricht man davon, dass der Sammelzwang *positiv verstärkt* wird, da etwas Angenehmes in der Situation dazukommt (die positiven Gefühle). Allgemein wird aber davon ausgegangen, dass der Wegfall von unangenehmen Gefühlen häufiger und damit für das pathologische Horten bedeutsamer ist als das Auftreten angenehmer Gefühle.

Zusammengefasst lässt sich festhalten: Betroffene machen kurzfristig eine positive Erfahrung, wenn sie Gegenstände ansammeln, weil etwas Unangenehmes wegfällt (oder etwas Angenehmes dazukommt). Langfristig gesehen stellen sich allerdings Nachteile ein: Immer mehr Gegenstände sammeln sich in der Wohnung an, was die Betroffenen zunehmend beeinträchtigt und belastet.

Fallbeispiel: Vermeidungsverhalten

Frau K. fallen beim Aufräumen immer mal wieder Gegenstände in die Hand, die sie eigentlich wegwerfen könnte. Auch bei Gegenständen von geringer Nutzbarkeit (z. B. alte Verpackungen) löse der Gedanke, diese wegzuwerfen, einen Moment der Unruhe aus. Sie befürchte dann, in Zukunft in eine Situation zu kommen, in der sie diesen noch gebrauchen könne. Bei anderen Besitztümern (wie z. B. genutzte Gegenstände aus der Zeit, in der sie mit dem Ex-Mann und ihrem Kind zusammenlebte) löse der Gedanke, diese wegzuwerfen, ein Gefühl der Traurigkeit aus. Sie entscheide sich dann immer dafür, den jeweiligen Gegenstand zu behalten. Damit ließen diese Gefühle der Unruhe und Trauer - zumindest kurzfristig - nach.

2.5 Das Zusammenspiel der Faktoren im Störungsmodell

Die Einflussfaktoren, die in den Kapiteln 2.1 bis 2.4 vorgestellt wurden, stehen miteinander in Verbindung. Das kognitiv-verhaltenstheoretische Modell des pathologischen Hortens nach Frost und Hartl (1996) führt die aufgezeigten Faktoren in einem Störungsmodell zusammen und veranschaulicht die Zusammenhänge (vgl. Abbildung 4).

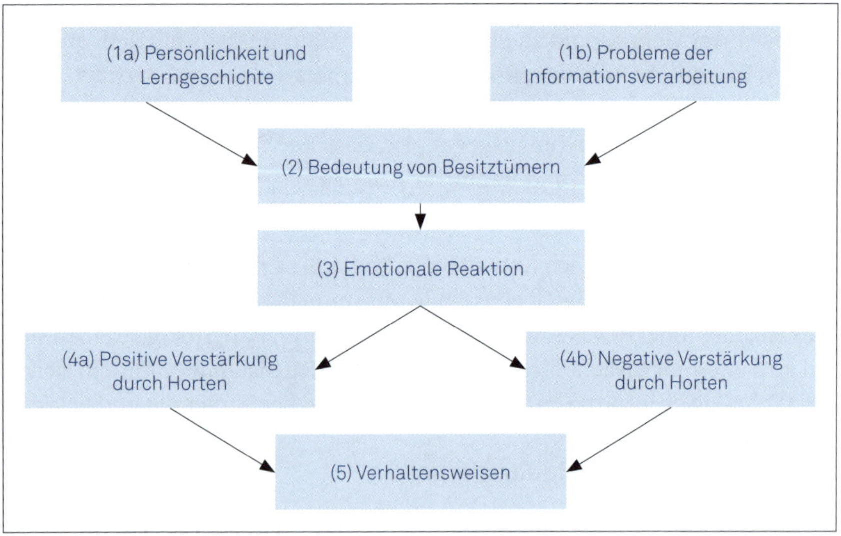

Abbildung 4: Kognitiv-verhaltenstheoretisches Modell des pathologischen Hortens nach Frost und Hartl (1996)

Wie in Kapitel 2.1 beschrieben, können bestimmte *Persönlichkeitseigenschaften und Erfahrungen in der Lerngeschichte* (Punkt 1a in Abbildung 4) dazu führen, dass manche Menschen Besitztümern eher eine besondere Bedeutung zuschreiben. Beispielsweise haben manche Menschen aufgrund vermittelter Werte und Vorbilder im Familienumfeld verinnerlicht, dass sie stets den Nutzen von Gegenständen sehen sollten. Andere haben ungünstige Grundannahmen (z. B. ein geringes Selbstwertgefühl) entwickelt. Sie fassen die angesammelten Gegenstände nun als einen Teil von sich auf, um sich über diese zu definieren und das Selbstwertgefühl zu steigern. Manchen Menschen, die an einer Depression leiden und sich zurückziehen, geben ihre Besitztümer ein Gefühl der Geborgenheit.

Wie in Kapitel 2.2 beschrieben, können auch *Probleme der Informationsverarbeitung* (Punkt 1b in Abbildung 4) dazu beitragen, dass Gegenstände eine besondere Rolle und Funktion einnehmen. Bei Gedächtnisproblemen kann beispielsweise ein Misstrauen in die Gedächtnisleistung entstehen, sodass Gegenstände als Erinnerungsstütze behalten werden. Bei Einschränkungen im visuell-räumlichen Lernen kann der Wunsch bestehen, Gegenstände in Sichtweite zu behalten. Bei Entscheidungsschwierigkeiten nehmen Gegenstände eine größere Bedeutung ein, da Betroffene oft auch nicht über das Wegwerfen von Dingen entscheiden können.

Diese beiden Faktoren können also zu den genannten *Annahmen über die Bedeutung von Besitztümern* (Punkt 2 in Abbildung 4) führen. Im Weiteren kann über diese Annahmen dann eine *emotionale Reaktion* (Punkt 3 in Abbildung 4) entstehen. Beispielsweise treten Gefühle der Unruhe, Traurigkeit oder Reue auf, wenn es darum geht, einen Gegenstand wegzuwerfen.

Betroffene versuchen, diese unangenehmen Gefühle mit einem *Vermeidungsverhalten* zu umgehen (vgl. Kapitel 2.4), also indem sie Dinge nicht wegwerfen. Über das Horten lassen diese unangenehmen Gefühle also nach und es kommt zu einer *negativen Verstärkung* (Punkt 4b in Abbildung 4). Manchmal können auch angenehme Gefühle auftreten (z. B. Freude, wenn ich etwas finde, was mir viel bedeutet) und es kommt zu einer *positiven Verstärkung* durch das Horten (Punkt 4a in Abbildung 4). Damit werden die ungünstigen *Verhaltensweisen* (wie die Vermeidung, Dinge wegzuwerfen, und das Ansammeln von Gegenständen) aufrechterhalten (Punkt 5 in Abbildung 4).

Fallbeispiel: Störungsmodell von Frau K.

Frau K. hat in ihrer Kindheit vermittelt und vorgelebt bekommen, Dinge möglichst nachhaltig zu nutzen (vgl. Punkt 1a in Abbildung 4). Sie leidet an Unsicherheit bei Entscheidungen und Gedächtnisproblemen (Punkt 1b). Diese beiden Punkte führen dazu, dass sie ihren Besitztümern eine besondere Bedeutung zuschreibt (z.B. „Gegenstände machen mich als Mensch aus", „Ich benötige sie als Gedächtnisstütze"; Punkt 2). Wenn es darum geht, Dinge in ihrer Wohnung auszusortieren, erlebt sie daher Unruhe und Schuldgefühle (Punkt 3). Sie entscheidet sich dann in der Regel dafür, die Dinge zu behalten. Damit lassen die Unruhe und Schuldgefühle nach (Punkt 4b). So sammelt Frau K. immer weiter Dinge an (Punkt 5).

Exkurs: Ursachen für pathologisches Horten aus psychodynamischer Sicht

Neben dem in diesem Kapitel vorgestellten Störungsmodell, das das pathologische Horten aus einer kognitiv-verhaltenstherapeutischen Sicht erklärt, gibt es auch *psychodynamische Modelle*. Diesen Modellen zufolge neigen Mensch mit zwanghaften Persönlichkeitszügen zu einer gewissen Enge und Zurückhaltung auch bei materiellen Dingen, was zu extremen Formen des Hortens führen kann (z.B. Freud, 1908). Bei manchen Betroffenen kann das pathologische Horten die Funktion eines „Schutzwalls" gegen allzu große Nähe von anderen einnehmen. Bei anderen dient das Sammeln als Ausgleich zum Ausfüllen einer inneren Leere oder zur Vermeidung existenzieller Erfahrungen des Verlusts.

3 Was kann man dagegen tun?

3.1 Bausteine der Therapie – ein Überblick

Pathologisches Horten lässt sich behandeln – als wirksamste Behandlung hat sich eine Form der Psychotherapie erwiesen, die auf den Erkenntnissen der kognitiven Verhaltenstherapie basiert. Es gibt therapeutische Programme, die speziell für die Behandlung von pathologischem Horten entwickelt wurden. Ein Beispiel hierfür ist das international anerkannte Behandlungsprogramm von Steketee und Frost (2014), das zwischen 15 und 30 Therapiesitzungen umfasst.

Der folgende Kasten gibt einen Überblick über die wichtigsten Bausteine der Therapie.

Wichtige Bausteine der Therapie

1. *Struktur schaffen:* Gemeinsam mit der Therapeutin bzw. dem Therapeuten lernen Betroffene, wie sie ihre Besitztümer besser ordnen und organisieren können.
2. *Widerstand trainieren:* Es wird geübt, den Impuls zu kontrollieren, immer wieder neue Dinge zu kaufen oder mitzunehmen.
3. *Gedanken hinterfragen:* Viele Menschen mit Hort-Symptomen glauben, sie könnten wichtige Dinge verlieren oder wurden sich schlecht fühlen, wenn sie etwas weggeben. In der Therapie werden diese Überzeugungen überprüft.
4. *Schrittweise üben:* In kleinen Schritten lernen die Betroffenen, sich von Gegenständen zu trennen – auch wenn das erst einmal unangenehme Gefühle auslöst.

In der Therapie spielen *Hausaufgaben* eine wichtige Rolle, etwa um neue Strategien im Alltag zu üben, Gedanken in bestimmten Situationen aufzuschreiben oder gezielt Ordnung zu schaffen. Denn: Zwischen den wöchentlichen Therapiesitzungen liegen viele Stunden, in denen echte Veränderungen entstehen können.

Auch *Gruppentherapien* sind möglich; sie sind ebenso wirksam wie Einzeltherapien und bieten zusätzlich die Chance, sich mit anderen Betroffenen auszutauschen. Manche Programme ergänzen die Sitzungen durch *Hausbesuche* oder *persönliche Unterstützer:innen („Coaches“)*, die bei der Umsetzung im Alltag helfen.

Da es beim pathologischen Horten oft besondere Hürden wie Scham oder geringe Veränderungsmotivation gibt, nutzen viele Therapeut:innen auch Methoden aus dem sogenannten *Motivational Interviewing* (übersetzt: Motivierende Gesprächsführung; Miller & Rollnick, 2015). Das ist ein Gesprächsansatz, der hilft, innere Ambivalenzen zu klären und den Wunsch nach Veränderung zu stärken, nicht mit Druck, sondern mit viel Empathie und Respekt vor dem Tempo der Betroffenen.

3.2 Therapeutisches Vorgehen bei pathologischem Horten

Die kognitive Verhaltenstherapie ist der am besten untersuchte Ansatz zur Behandlung pathologischen Hortens. Dieser Behandlungsansatz setzt am kognitiv-verhaltenstheoretischen Modell von Frost und Hartl (1996) an (vgl. Kapitel 2). Ziel dieser Therapie ist es, ungünstige Annahmen und Verhaltensweisen zu korrigieren, um dadurch eine Besserung der Symptomatik zu erreichen: Besitztümer sollen in ihrer Bedeutung wieder richtig eingeordnet werden. Das im Folgenden vorgestellte therapeutische Vorgehen orientiert sich am Behandlungskonzept von Steketee und Frost (2014), einem international eingesetzten Behandlungsprogramm. Die Therapie lässt sich in drei Phasen unterteilen (vgl. Kasten).

Überblick über die Therapie

- *Anfangsphase (drei bis fünf Sitzungen):* Diagnostik, Erstellung eines individuellen Störungsmodells, Zielklärung und Behandlungsplanung, ggf. Thematisierung der Änderungsmotivation, mindestens ein Hausbesuch.
- *Interventionsphase (ca. 20 Stunden):* Verhaltensanalysen und Ableitung alternativer Bewertungen und Verhaltensweisen für „Versuchungssituationen“, Änderung ungünstiger Annahmen in Bezug auf das Horten, Ex-

positionen, um das weitere Ansammeln von Gegenständen zu verringern, Expositionen, um das Wegwerfen von Gegenständen zu üben, Organisations- und Planungstraining, Vermittlung eines systematischen Entsorgungsprozesses.

- *Abschlussphase (ca. zwei bis drei Stunden):* Zusammenfassung der Therapieergebnisse, Vermeidung und Umgang mit Rückfällen.

Anfangsphase

Scham abbauen. Viele von pathologischem Horten Betroffene erleben Scham im Zusammenhang mit ihrer Erkrankung (Chou et al., 2018). Das kann verschiedene Folgen haben: Betroffene haben einen hohen Leidensdruck, sie verschweigen das Thema vor ihrem Umfeld und sie haben eine höhere Hemmschwelle, sich Hilfe zu holen. Gerade Letzteres ist fatal, da sie sich damit wirksamen Therapien vorenthalten. Auch in der Behandlung kann es dazu führen, dass Patient:innen sich nicht öffnen oder einen Besuch des eigenen Wohnraumes nicht ermöglichen. Da dieser aber für die Behandlung wichtig ist, werden Betroffene dazu motiviert, eigene Sorgen und Befürchtungen anzusprechen.

Motivation fördern. Viele Betroffene habe einige Jahre (wenn nicht Jahrzehnte) hinter sich, in denen sie stark unter ihrem Sammelzwang gelitten haben. Dennoch benötigen Betroffene oftmals eine Hilfestellung, um sich auch tatsächlich mit der Bewältigung ihrer Erkrankung auseinanderzusetzen. In der Behandlung werden dabei unter anderem mögliche Zukunftsvisionen erarbeitet, die Betroffene für erstrebenswert halten. Es werden Hindernisse thematisiert und mögliche Zwischenetappen abgeleitet. Die folgende Übung enthält Fragen und Anregungen, die dabei helfen können, die eigene Motivation für eine Änderung zu reflektieren.

Übung: Änderungsmotivation

- *Ziel- und Werteklärung:* Überlegen Sie sich, wofür es sich lohnt, an Ihrem Sammelzwang zu arbeiten. Wie würde Ihr Leben aussehen, wenn Sie nicht am pathologischen Horten leiden würden? Könnten Sie dann etwas tun, was Sie sich wünschen würden (z. B. einen Freund in ihre Wohnung einladen)? Versuchen Sie, sich möglichst genau auszumalen, was das alles sein könnte und was dies für Ihr Leben bedeuten würde.

- *Zwischenetappen:* Setzen Sie sich realistische Zwischenziele und kleinere Zwischenetappen. Gibt es vielleicht eine kleine Ecke in Ihrer Wohnung, die Sie schon immer mal aufräumen wollten? Oder ein Stapel mit Unterlagen oder anderen Dingen, den Sie schon immer einmal durchsehen wollten? Im Zweifelsfall sollten Ziele eher zu niedrig als zu hoch gewählt werden.
- *Anreize schaffen:* Wenn Sie eine Zwischenetappe erreicht haben, ist es wichtig, sich dafür selbst zu verstärken, also zu belohnen (z. B. mit einer schönen Beschäftigung). Auch kann es wichtig sein, angenehme Aktivitäten im eigenen Wohnraum einzuführen und das soziale Netz zu stärken.
- *Umgang mit Rückfällen:* Oftmals hat sich der Sammelzwang über Jahre hinweg aufgebaut und die Besitztümer haben eine besondere Bedeutung gewonnen. Daher ist vollkommen verständlich, wenn eine Bearbeitung dieses Themas beschwerlich ist oder es Rückfälle gibt. Das Wichtige ist, am Ball zu bleiben, sich immer wieder kleinere realistische Ziele zu setzen und auch Hilfe anzunehmen.

Den eigenen Sammelzwang besser verstehen. In der Behandlung geht es in einem ersten Schritt darum, den Sammelzwang mit seinen Hintergründen besser zu verstehen. Dafür erarbeiten Therapeut:innen gemeinsam mit der Patientin bzw. dem Patienten ein individuelles Störungsmodell (vgl. Kapitel 2.5).

Eine Vorlage für die Erarbeitung eines solchen Störungsmodells bzw. Erklärungsmodells für die Entstehung pathologischen Hortens bietet Arbeitsblatt 1 (vgl. Anhang, S. 77).

Im folgenden Kasten sind beispielhaft Fragen aufgeführt, die bei der Erarbeitung des Modells helfen können.

Leitfragen für das Erstellen eines individuellen Störungsmodells

1. Gibt es in Ihrer Lebensgeschichte *bedeutsame Ereignisse* oder gab es *bestimmte Regeln in Ihrer Familie*, die dazu geführt haben könnten, dass Sie zu viele Gegenstände ansammeln?
2. Sind Ihnen an sich selbst schon einmal bestimmte *Schwierigkeiten beim Verarbeiten von Informationen* aufgefallen, z. B., dass es Ihnen schwerfällt, Entscheidungen zu treffen, oder dass Sie leicht ablenkbar sind?

3. Haben *Besitztümer* für Sie eine *besondere Bedeutung*?
   - Empfinden Sie Gegenstände häufig als zu schön und einzigartig zum Wegwerfen?
   - Haben Sie oft Gedanken, dass Sie Gegenstände nochmal benutzen könnten?
   - Fühlen Sie sich durch die Gegenstände sicher und geborgen oder wertvoller und vollständiger?
   - Haben Sie eine enge Bindung an die Gegenstände, sodass sie Ihnen fast wie liebgewonnene Freunde oder Teile von sich selbst erscheinen?
   - Brauchen Sie das Gefühl, absolute Kontrolle über Gegenstände zu haben, oder haben Sie den Anspruch, alles richtig zu organisieren und aufzubewahren?
   - Fühlen Sie sich für die Gegenstände sehr verantwortlich?
4. Erinnern Sie sich an eine Situation aus der letzten Zeit, in der Sie *etwas wegwerfen* wollten: Welche *Gedanken* gingen Ihnen durch den Kopf und welche *Gefühle* hatten Sie? Was haben Sie in dem Moment *getan*?
5. Denken Sie an eine Situation aus der letzten Zeit, in der Sie *etwas gekauft oder besorgt* haben, das Ihnen in dem Augenblick begehrenswert erschien: Welche *Gedanken und Gefühle* sind aufgetaucht? Wie haben Sie sich *verhalten*?

Anhand dieser Leitfragen werden die wichtigsten Faktoren ermittelt, die zur Entstehung und Aufrechterhaltung des pathologischen Hortens geführt haben. Auch mögliche Zusammenhänge können thematisiert werden. Zudem wird in einer Therapie ausführlich darüber gesprochen, welche Bedeutung die Besitztümer für die betroffene Person haben.

Zu Beginn der Therapie ist es außerdem wichtig zu verstehen, welche ungünstigen Annahmen und Verhaltensweisen das pathologische Horten aufrechterhalten. Hierfür werden typische Situationen analysiert, die diese ungünstigen Annahmen und Verhaltensweisen in der Vergangenheit ausgelöst haben. Für diese „Auslösesituationen" wird in einem sogenannten „Gedankenprotokoll" festgehalten, welche Gedanken und Gefühle sie hervorgerufen haben, wie man sich verhalten hat und was die (kurzfristigen und langfristigen) Konsequenzen dieses Verhaltens waren. Ein Beispiel für eine solche Situationsanalyse findet sich in Abbildung 5.

Gedankenprotokoll				
Auslöse-situation	Gedanken	Gefühle und Körperreaktion	Verhalten	Konsequenzen
Ich stoße auf eine Zeitung mit Anzeigen	Ich könnte die Anzeigen noch mal gebrauchen	Anspannung	Zeitung aufbewahren	Kurzfristig: Erleichterung Langfristig: Belastung durch das Ansammeln

Abbildung 5: Beispiel für eine Situationsanalyse

In diesem Beispiel wird zum einen deutlich, dass der Gedanke, die Anzeigen noch einmal zu gebrauchen, Anspannung ausgelöst hat. Zum anderen zeigt sich, dass die Anspannung durch das Aufbewahren der Zeitung kurzfristig nachgelassen hat und Erleichterung eingetreten ist. So wird das pathologische Horten aufrechterhalten.

Bereits in der Anfangsphase der Therapie sind Besuche der Wohnung oder des Hauses der Patientin bzw. des Patienten durch die Therapeut:innen vorgesehen, damit sie sich einen Eindruck von der jeweiligen Wohnsituation verschaffen können.

Interventionsphase

Ungünstige Annahmen hinterfragen. Zur Vorbereitung und Ergänzung der im Weiteren vorgestellten Expositionen besteht ein wichtiger Therapiebaustein in der Reflexion ungünstiger Annahmen (z.B. zur Überschätzung der Nützlichkeit von Dingen). Beispielsweise werden dabei die kurz- und langfristigen Vorteile (z.B. möglicher Nutzen in der Zukunft) und Nachteile des Behaltens einzelner Gegenstände (z.B. einen Platz finden, größere Ansammlung von Gegenständen) erarbeitet und gegenübergestellt. Beispiele für weitere mögliche Denkfehler, die das pathologische Horten begünstigen können, finden sich im Kasten.

Reflexion: Mögliche Denkfallen entdecken

- Denke ich in Schwarz-Weiß-Kategorien?
  Beispiel: „*Wenn ich dieses Erinnerungsstück wegwerfe, werden all meine Erinnerungen an meine Kindheit verloren sein.*"
- Neige ich zum Katastrophisieren?
  Beispiel: „*Ohne das Kleidungsstück werde ich auf die kalten Temperaturen im kommenden Winter nicht vorbereitet sein und erfrieren.*"
- Verwechsele ich Gefühle mit Tatsachen?
  Beispiel: „*Dass ich bei dem Gedanken daran, das Buch wegzugeben, Unruhe empfinde, bedeutet, dass es mir zu viel bedeutet.*"
- Habe ich zu hohe moralische Anforderungen an mich?
  Beispiel: „*Ich muss alle Geschenke, die ich jemals erhalten habe, behalten, sonst bin ich ein schlechter Freund.*"
- Unterschätze ich meine eigenen Fähigkeiten, mit Gefühlen umzugehen?
  Beispiel: „*Ich werde nicht aushalten können, die Unterlagen wegzuwerfen, da mich die aufkommende Unruhe überwältigen wird.*"
- Überschätze ich meine eigenen Fähigkeiten, mit Anforderungen umzugehen?
  Beispiel: „*Ich werde auch noch die sechs Bücher mitnehmen, da ich für all meine Besitztümer noch einen geeigneten Platz finden werde.*"

Behandlungsziel 1: Weniger ansammeln. In der Interventionsphase der Therapie geht es in einem ersten Schritt darum, dass Betroffene weniger ansammeln, das heißt weniger neue Gegenstände anschaffen und in den Wohnraum bringen. Hierfür können auch die weiter oben beschriebenen Situationsanalysen (Gedankenprotokoll) eingesetzt werden. Wie bereits erläutert, helfen diese dabei, auslösende Faktoren (z. B. einen „schlechten Tag haben") und aufrechterhaltende Faktoren (z. B. unangenehme Gefühle nicht so gut aushalten können) sowie mögliche „Versuchungssituationen" (z. B. Schnäppchen-Angebot beim Einkaufen) zu erfassen. Auf dieser Basis werden in der Therapie gemeinsam mögliche Fragen diskutiert und alternative Verhaltensweisen erarbeitet, mit deren Hilfe automatische Reaktionen in Versuchungssituationen unterbrochen werden können (vgl. Kasten).

Übung: Das „Kauf-Orakel"

Stellen Sie sich vor, Sie stoßen beim Einkaufen auf ein Angebot, das einen hohen Rabatt beinhaltet.

1. Welche *Fragen* können Sie sich stellen, um eine unüberlegte Entscheidung zu vermeiden?
   Beispiele:
   - Brauche ich die Sache wirklich?
   - Kaufe ich die Sache nur aus einer schlechten Stimmung heraus?
   - Habe ich einen geeigneten Platz?
2. Was könnten Sie *stattdessen tun*, um einen unüberlegten Einkauf zu vermeiden?
   Beispiele:
   - Eine Runde um den Block drehen.
   - Den Einkauf auf später verschieben.
   - Lieblingsmusik hören.

Im Rahmen einer Therapie werden dann *Expositionen* durchgeführt, bei denen Patient:innen bewusst Versuchungssituationen aufsuchen und dabei dem Drang widerstehen, den Gegenstand zu kaufen. Ziel ist es, die Erfahrung zu machen, dass die Anspannung und der Drang in diesen Situationen auch nachlassen, wenn man den Gegenstand nicht kauft.

Hierfür wird zunächst eine „Situationshierarchie" erstellt, bei der die möglichen Versuchungssituationen nach ihrem Schwierigkeitsgrad geordnet aufgelistet werden. Bei großen Vorbehalten gegenüber Expositionsübungen können zunächst leichte Versuchungssituationen, also Situationen, die die Patientin bzw. der Patient gerade noch für bewältigbar hält, angegangen werden. Schrittweise werden dann immer schwierigere Versuchungssituationen aufgesucht.

Behandlungsziel 2: Dinge wegwerfen. Auch in Bezug auf das Wegwerfen werden in der Therapie *Expositionsübungen* durchgeführt. Das heißt, Patient:innen werden mit Situationen und Aufgaben konfrontiert, in denen Sie Dinge wegwerfen sollen. Bevor diese Expositionen durchgeführt werden, kann die folgende Imaginationsübung helfen, sich auf die Konfrontation vorzubereiten.

Imaginationsübung: Wohnung in Flammen

Stellen Sie sich vor, Ihre Wohnung bzw. Ihr Haus fängt Flammen. Menschenleben sind nicht gefährdet. Sie haben noch etwa fünf Minuten Zeit, um Ihre wertvollsten Besitztümer zu retten. Was würden Sie retten? Lassen Sie sich ein paar Minuten Zeit, um sich dieses Szenario vorzustellen. Welchen Verlust von Gegenständen würden Sie am meisten bedauern? Wie würden Sie ohne diese Gegenstände weiterleben?

Den meisten Patient:innen fällt bei der Übung auf, dass ihnen gar nicht so viele Gegenstände fehlen würden oder sie auch ohne diese gut weiterleben können.

Aufbauend auf dieser Erkenntnis werden die Expositionsübungen vorbereitet und durchgeführt. Diese haben zum Ziel, die Erfahrung zu ermöglichen, dass unangenehme Gefühle (wie z.B. Unruhe oder Angst) von selbst abklingen – auch ohne, dass der Gegenstand behalten wird. Die meisten Betroffenen erwarten einen starken Anstieg der Angst. Daher vermeiden sie oft das Wegwerfen von Gegenständen, damit die Angst sinkt bzw. erst gar nicht aufkommt. Dieses Vermeidungsverhalten verhindert, dass sie die Erfahrung machen können, dass die Angst von selbst weniger wird (vgl. Abbildung 6).

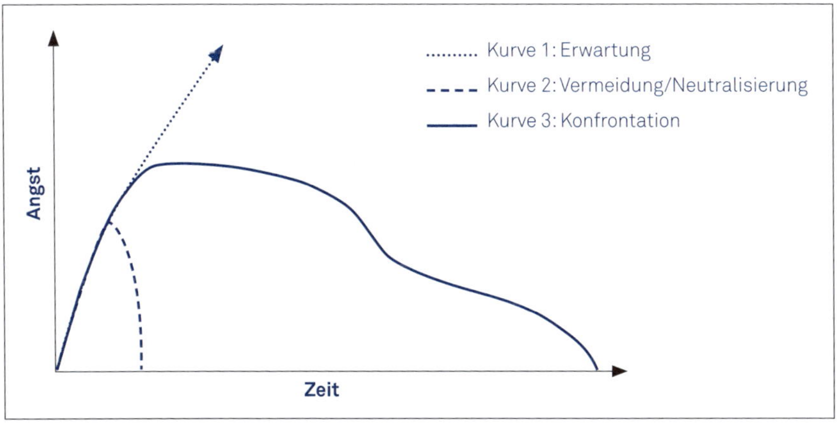

Abbildung 6: Verlauf der Angst über die Zeit (aus Röttgers & Düsel, 2013)

Für die Durchführung der Expositionen werden zunächst mögliche Situationen gesammelt, in denen etwas zu entsorgen ist. Für jede Situation wird eingeschätzt, wie groß die Anspannung ist, die das Wegwerfen bzw. Weggeben des Gegenstandes auslösen würde. Diese Anspannung wird auf einer Skala von 1 bis 100 angegeben. Anschließend werden die Situationen sortiert – angefangen mit der Situation, die die geringste Anspannung auslöst, bis hin zu der Situation, bei der die größte Anspannung zu erwarten ist. Daraus ergibt sich eine Hierarchie der Entsorgungssituationen (vgl. Tabelle 2).

Tabelle 2: Beispielhafte Situationshierarchie für die Vorbereitung von Expositionsübungen zum Wegwerfen von Gegenständen

Anspannung	Situation
100	Wegwerfen von Gegenständen, die mit Erinnerungen verbunden sind
90	Weggeben ungetragener, nicht abgenutzter Kleidung
75	Wegwerfen alter Zeitschriften
65	Wegwerfen von alten Unterlagen (z. B. Schriftverkehr)
50	Leere Flaschen zum Altglascontainer bringen

Während der Durchführung der Expositionsübungen sollen die Patient:innen beobachten, wie sich die Anspannung über den Verlauf entwickelt (nach 10 Minuten, 20 Minuten, 30 Minuten usw., am nächsten Tag). Dabei können sie die Erfahrung machen, dass die Anspannung von selbst nachlässt. Manchmal ist es notwendig, Expositionen zu einer bestimmten Situation mehrmals zu üben. In der Therapie werden Expositionen zunächst von der Therapeutin bzw. dem Therapeuten begleitet (auch in der Wohnung der Patient:innen), später führen die Betroffenen die Übungen allein zu Hause durch.

> Das Arbeitsblatt 2 (vgl. Anhang, S. 78) kann dabei helfen, die Entscheidungsfindung, einen Gegenstand wegzuwerfen oder nicht, zu protokollieren.

Wenn Patient:innen einen großen Widerstand erleben, sich von Gegenständen zu trennen, ist auch eine schrittweise Entsorgung möglich (z. B. könnten Gegenstände zunächst außer Sichtweite gebracht oder bei Vertrauenspersonen untergebracht werden). Für viele Patient:innen ist es hilfreich, Kriterien zu entwickeln, die festlegen, ob ein Gegenstand behalten oder weggeworfen werden sollte (vgl. Kasten).

Übung: Das „Wegwerf-Orakel"

Welche Kriterien helfen mir, über das Behalten und Wegwerfen zu entscheiden?

Beispiele:

- Habe ich den Gegenstand im vergangenen Jahr benutzt?
- Spreche ich dem Gegenstand vielleicht menschliche Eigenschaften zu, die er in Wirklichkeit nicht hat?
- Würde ich den Gegenstand retten wollen, wenn meine Wohnung Feuer fangen würde?

Organisations- und Planungstraining. Wie bereits in Kapitel 2.2 erläutert, können beim pathologischen Horten auch Probleme in der Informationsverarbeitung eine Rolle spielen. Darum ist es wichtig, dass Betroffene dabei unterstützt werden, beim Aufräumen und Entsorgen systematisch vorzugehen und diese Vorgehensweise einzuüben. Hierfür finden sich im folgenden Kasten einige hilfreiche Fragen und Tipps.

Übung: Organisations- und Planungstraining

- *Planen:* Was wäre ein guter Zeitpunkt, an dem Sie sich in der Woche mit dem Aufräumen bzw. Wegwerfen beschäftigen können? Wie viel Zeit wäre dafür realistisch einzuplanen? Im Zweifelsfall sollten Sie sich nicht zu viel vornehmen und Ihre Zeit großzügig planen.
- *Aufmerksamkeit bündeln:* Bei Problemen mit der Aufmerksamkeit sollten Sie sich zunächst einen kurzen Zeitraum vornehmen (z. B. 15 Minuten) und diesen schrittweise ausweiten. Mögliche Ablenkungsquellen (wie z. B. Handy) sollten Sie beiseiteschaffen.

- *Kategorien bilden:* Denken Sie an eine Ecke in Ihrer Wohnung bzw. Ihrem Haus, bei der Sie anfangen könnten. Was könnten Oberkategorien sein, nach denen Dinge geordnet werden können (z.B. Kleidungskategorien beim Kleiderschrank)?
- *Ziele setzen:* Was wäre ein realistisches Ziel für diese Ecke? Wie könnten Sie sich belohnen, wenn Sie diese Ecke bearbeitet haben?

Die folgende Übung kann dabei helfen, einen konkreten Bereich in der Wohnung systematisch aufzuräumen.

Übung: Einen Bereich der Wohnung systematisch aufräumen

1. Einen Bereich in der Wohnung auswählen (z.B. Ecke im Schlafzimmer).
2. Die dort relevanten Kategorien von Dingen identifizieren (z.B. Kleidungsstücke) und passende Ablageorte bestimmen (z.B. Kleiderschrank).
3. Entscheidungsfindung protokollieren (vgl. Arbeitsblatt 2 auf Seite 78), Entscheidungen anhand persönlicher Orakel-Fragen treffen, ggf. „Jokerliste" erstellen (für Dinge, für die aktuell noch keine Entscheidung möglich ist).
4. Fortfahren, bis der definierte Bereich leergeräumt ist.
5. Entscheiden, wofür der Wohnungsbereich künftig verwendet wird (um ein erneutes Vollstellen zu verhindern).

Abschlussphase

In der letzten Therapiephase sollen die Patient:innen die Expositionsübungen zunehmend alleine, also ohne therapeutische Begleitung durchführen. Am Therapieende werden die Therapieergebnisse zusammengefasst und es wird der Umgang mit Rückfällen besprochen.

Wirksamkeit von Psychotherapie

Psychotherapie kann Menschen mit pathologischem Horten helfen, aber die Behandlung ist oft schwieriger als bei einigen anderen psychischen Problemen (z.B. Zwangsstörungen). Am besten erforscht ist die spezielle Verhaltenstherapie nach Steketee und Frost (2014). Studien zeigen: Rund 80 % der Betroffenen berichten nach der Therapie von einer deutlichen oder sogar sehr deutlichen Besserung. Auch ein Jahr später fühlen sich die meisten Betroffenen weiterhin deutlich besser.

In einer großen Übersichtsstudie (Tolin, Frost, Steketee & Muroff, 2015) zeigte sich, dass etwa ein Drittel bis fast die Hälfte der Betroffenen spürbar vom Therapieprogramm profitieren. Besonders gut hilft die Behandlung dabei, den inneren Zwang, Dinge unbedingt aufbewahren zu müssen, zu verringern. Etwas schwieriger ist es, die alltäglichen Beeinträchtigungen zu verringern, etwa wenn Betroffene kaum mehr Platz zum Leben haben oder sich sozial zurückziehen. Das liegt unter anderem daran, dass beim Horten oft noch weitere Probleme mitwirken, wie z.B. Konzentrationsschwierigkeiten oder depressive Verstimmungen.

Auch andere Studien zeigen gute Ergebnisse: Bei den meisten Teilnehmenden verbesserten sich die Symptome um etwa 25 bis 40 %. Am meisten profitierten jüngere Frauen. Auch eine größere Anzahl an Sitzungen und Hausbesuchen führte zu besseren Erfolgen. Gruppentherapien oder Selbsthilfeprogramme können ebenfalls hilfreich sein, auch wenn die Wirkung etwas schwächer ausfällt (z.B. Frost et al., 2011: ca. 20 bis 25 % Verbesserung).

Zusammengefasst: Psychotherapie kann beim pathologischen Horten helfen, vor allem dann, wenn sie gut strukturiert ist, ausreichend Zeit dafür veranschlagt ist und auch der Alltag der Betroffenen mit einbezogen wird. Die Veränderungen brauchen oft etwas Geduld, aber viele Betroffene berichten, dass sich ihr Leben dadurch spürbar verbessert hat.

3.3 Was können Betroffene selbst tun?

Wie im Abschnitt „Vier Typen des Hortens“ in Kapitel 1.3 beschrieben, kann beim pathologischen Horten entweder eher das Sammeln oder eher eine Vermüllung im Vordergrund stehen.

Handelt es sich um *reine Vermüllung* oder steht die *Vermüllung im Vordergrund* (Primär-Vermüllung), schaffen Betroffene es in der Regel nicht ohne fremde Hilfe, ihre Wohnung vom Müll zu befreien, da es zu viel Arbeit ist und die Menge an Müll zu groß ist. Oftmals handelt es sich um mehrere hundert

Kilo bis zu mehreren Tonnen oder in extremen Fällen sogar mehrere Dutzend Tonnen Müll. Diese riesigen Mengen überfordern die Betroffenen. Sie wissen oft nicht, wie sie den Müll abtransportieren bzw. wo sie ihn hinbringen können. Darum ist es in jedem Fall ratsam, sich bei starker Vermüllung professionelle Unterstützung zu suchen, z. B. durch eine Messie-Hilfsorganisation (vgl. Kapitel 3.5).

Steht das *Sammeln im Vordergrund* (Primär-Sammler:innen), scheint die Lage zwar etwas anders zu sein, weil die Wohnung vor allem mit gesammelten Gegenständen gefüllt ist und der Müll sozusagen „nur" einen Teil des Problems darstellt. Jedoch können Betroffene auch in diesen Fällen ihre Wohnung nicht ohne fremde Hilfe vom Müll befreien. Die Gründe sind dieselben wie bei Betroffenen, bei denen die Vermüllung im Vordergrund steht: Sie sind überfordert von der Menge des Mülls und wissen nicht, wie man ihn abtransportieren und entsorgen kann.

Lediglich *reine Sammler:innen* sind unter bestimmten Umständen in der Lage, ihre Wohnungssituation auch eigenständig zu verbessern. Zwar sind auch sie in der Regel auf therapeutische Unterstützung angewiesen, um das pathologische Horten zu überwinden. Jedoch sind Sammler:innen nicht mit der Schwierigkeit konfrontiert, große Mengen an Müll entsorgen zu müssen. Zudem erleben Sammler:innen gelegentlich eine plötzliche „Aufräumwut". Dann verspüren sie einen Energieschub, den sie ins Aufräumen oder Aussortieren lenken, weil sie sich in ihrer Wohnung (manchmal schon sehr lange) nicht mehr wohlfühlen. Wenn der Energieschub vorbei ist, haben sie oft wieder länger keine Lust aufzuräumen oder auszusortieren. Auch negative Gefühle (z. B. Trennungsschmerz) können zusätzlich daran hindern, sich mit dem Aussortieren bestimmter Gegenstände (z. B. Kleidungsstücke) zu beschäftigen. Dennoch können die Phasen, in denen der Energieschub auftritt, genutzt werden, um die eigenen Wohnsituation zu verbessern. Im Folgenden finden sich hierfür einige Tipps:

1. *Nutzen Sie Energieschübe.* Wenn Sie einmal einen Energieschub verspüren und Sie die „Aufräumwut packt", räumen Sie möglichst viel am Stück auf. Das ist ratsamer, als das Aufräumen auf kleinere Zeitfenster aufzuteilen, denn dann kann es passieren, dass die Energie in der Zwischenzeit wieder schwindet.
2. *Beginnen Sie da, wo es am leichtesten ist.* Sobald Sie einen Energieschub verspüren, beginnen Sie mit dem Aufräumen an dem Ort in der Wohnung, an

dem es Ihnen am leichtesten erscheint. So behalten Sie Ihre Motivation und können schnell kleine Erfolge erzielen.

3. *Bringen Sie Aussortiertes sofort weg.* Bringen Sie das, was Sie aussortiert haben, sofort weg. Werfen Sie es am besten nicht in den Müllcontainer der Wohnanlage, sondern bringen Sie es zum Wertstoffhof oder zum Entsorgungsfachbetrieb, damit Sie nicht ein paar Stunden später in Versuchung geraten, Dinge wieder aus dem Müllcontainer herauszuholen.
4. *Nutzen Sie Kartons, um Gegenstände auszusortieren.* Verwenden Sie zum Aussortieren drei Kartons (z.B. Umzugskartons): Den ersten Karton beschriften Sie mit „Wegwerfen", den zweiten Karton mit „Ich muss noch überlegen" und den dritten Karton mit „Bleibt da". Nun können Sie die Gegenstände beim Aussortieren in den jeweiligen Karton legen. Der „Ich muss noch überlegen" Karton sollte einmal pro Woche durchgeschaut werden. Erfahrungsgemäß wandern dann in den nächsten Wochen mindestens die Hälfte der Dinge aus diesem Karton in den „Wegwerfen"-Karton.
5. *Sie dürfen Gegenstände behalten, an denen Sie emotional hängen.* Die Vorstellung, etwas weggeben zu müssen, das einem emotional viel bedeutet, belastet viele Betroffene. Das ist oft der Grund dafür, dass das Thema „Ausmisten und Aufräumen" negativ besetzt ist und Betroffene eher selten aufräumen. Darum kann es hilfreich sein, sich zu erlauben, Dinge zu behalten, die einem emotional viel bedeuten.
6. *Lassen Sie sich bei der Entscheidungsfindung unterstützen.* Vielen Betroffenen fällt es schwer zu entscheiden, ob sie einen Gegenstand wirklich noch brauchen. Wenn es Ihnen auch so geht, kann es hilfreich sein, sich von einer Freundin oder einem Freund beim Aufräumen und Aussortieren unterstützen zu lassen. Wenn Sie im Freundeskreis niemanden haben, den Sie in Ihre Wohnung einlassen möchten, wenden Sie sich an einen Messie-Hilfe-Dienst.
7. *Setzen Sie sich kleine Ziele.* Viele Betroffene setzen sich zu große Ziele beim Aufräumen und Ausmisten. Zum Beispiel nehmen sie sich vor, die ganze Wohnung in einem zweiwöchigen Urlaub in Ordnung zu bringen. Das ist in der Regel nicht zu schaffen und kann zu Frustration führen. Darum ist es hilfreich, kleinere Ziele zu formulieren, wie: „Heute arbeite ich eine Stunde im Badezimmer, sortiere aus, was ich nicht mehr haben will, und wenn dann noch Zeit ist, putze ich die Spiegel des Spiegelschrankes an der Wand." So ist die Chance, ein Erfolgserlebnis zu haben, viel größer – und das motiviert!

8. *Planen Sie den Abtransport von Müll.* Beim Aussortieren können schnell einige Müllsäcke oder Kartons zusammenkommen. Diese können dann nicht so einfach über den Hausmüllcontainer entsorgt werden – entweder sind es zu viele oder Betroffene haben schlicht Hemmungen, ihren Müll dort zu entsorgen. Darum ist es wichtig, den Abtransport des Mülls zu planen. Klären Sie, bevor Sie mit dem Aussortieren beginnen, wer die befüllten Müllsäcke und Kartons wann und mit welchem Fahrzeug zu welchem Entsorgungsbetrieb bringt.
9. *Schaffen Sie Bedingungen, in denen Sie sich gut konzentrieren können.* Wenn man mit dem Aufräumen und Aussortieren beginnt, kann es schnell passieren, dass man sich ablenken lässt. Zum Beispiel von einer Zeitung, in der man anfängt zu blättern und zu lesen, anstatt sie wegzuwerfen. Oder vom eigenen Handy, das klingelt oder brummt und so das Aufräumen unterbricht. So kann es passieren, dass man immer wieder von seinem eigentlichen Vorhaben abkommt. Um das zu verhindern, ist es ratsam, das Handy während des Aufräumens in einen anderen Raum zu legen und idealerweise auszuschalten. Außerdem kann es hilfreich sein, zunächst kleine Zeiträume zu wählen, in denen man konzentriert aufräumt und aussortiert, ohne sich ablenken zu lassen. Fangen Sie beispielweise mit täglich 15 Minuten an und steigern Sie die Zeit jeden Tag um fünf Minuten, dann räumen Sie schon acht Tage später eine Stunde am Tag konzentriert auf.
10. *Es muss nicht perfekt sein.* Viele Betroffene haben eine klare Vorstellung davon, wie beispielsweise das Regal aussehen soll, wenn sie es ausgeräumt, aussortiert, geputzt und wieder neu eingeräumt haben. Sie wünschen sich ein perfektes Ergebnis, was aber in den meisten Fällen nicht zu erreichen ist. Das kann für Betroffene schmerzhaft und deprimierend sein. Wenn Sie merken, dass es Ihnen auch so geht, ist es wichtig, die eigenen Ansprüche an ein perfektes Ergebnis zu hinterfragen. Machen Sie sich beim Aufräumen immer wieder klar, dass Sie auch mit einem „80-Prozent-Ergebnis" zufrieden sein können. Das mag am Anfang schwierig sein, aber mit viel Übung kann es Ihnen gelingen, auch ein nicht perfektes Ergebnis als Erfolg zu sehen.

Im Folgenden werden fünf Beispiele beschrieben, die Mut machen sollen. Verschiedene Personen, die von pathologischem Horten, betroffen sind, haben die skizzierten Tipps – meist mit Unterstützung von Fachkräften des Messie-Hilfe-Teams – in ihrem Alltag umgesetzt.

Beispiel 1: Plastiktüten mit den allerwichtigsten Dingen

Eine Betroffene, die in einer mit Verpackungsmüll gefüllten Wohnung lebt, war es leid, täglich eine oder mehr Stunden nach den allerwichtigsten Dingen zu suchen. Dazu gehörten für sie unter anderem die Hausschlüssel, die Geldbörse, der Personalausweis, die Krankenversicherungskarte, die Bankkontokarte, der Führerschein, wichtige Briefe und Dokumente, Röntgenbilder und Arztberichte. Sie fand für sich die Lösung darin, dass sie an jede der beiden Türklinken zwischen Gang und Wohnzimmer jeweils drei Plastikeinkaufstüten gehängt hat, in denen sie alles, was für sie wichtig war, aufbewahrte. Die Betroffene berichtete, dass sie innerhalb weniger Minuten die sechs Plastiktüten durchsuchen kann und immer fündig wird (vgl. Abbildung 7).

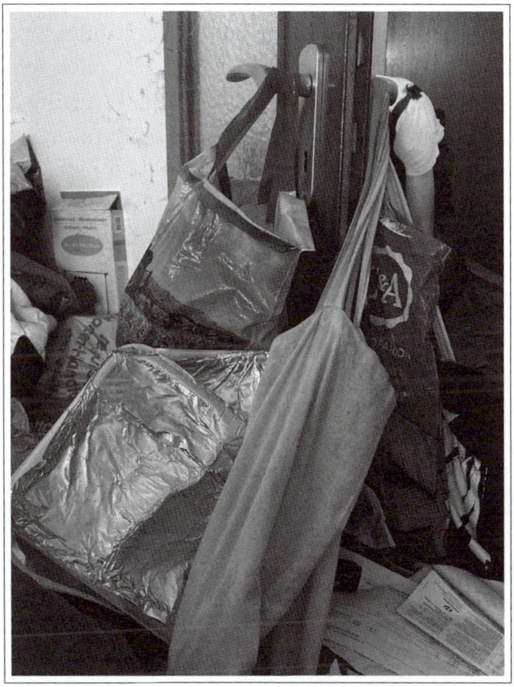

Abbildung 7:
Plastiktüten mit den allerwichtigsten Dingen

Auch nach dem Aufräumen der Wohnung mit Unterstützung von Fachkräften des Messie-Hilfe-Teams bestand sie darauf, dieses rudimentäre, aber für sie bestens funktionierende Ordnungssystem beizubehalten.

Beispiel 2: Die Umzugskarton-Lösung

Ein Betroffener, in dessen Wohnung alle Fenster ausgetauscht werden sollten, empfing den Mitarbeiter des Messie-Hilfe-Teams in seiner mit Sammelgut angefüllten Wohnung. Er stand im Wohnzimmer und zitterte vor Aufregung, da er sich nicht vorstellen konnte, wie Wege für die Handwerker:innen geschaffen werden können, ohne dass er sich von vielen Dingen trennen muss. Dieser Gedanke erzeugte in ihm panische Angst. Der Mitarbeiter des Hilfe-Teams versicherte ihm, dass sie eine Lösung finden, die den Handwerker:innen ihre Arbeit ermöglicht. Die Lösung war, die längste Wand in der Wohnung zu suchen, das war in diesem Fall eine nicht durch Türen oder Fenster unterbrochene Wand im Wohnzimmer. Dort schufen sie einen Streifen von etwa einem Meter Breite, indem sie alles, was sich dort befand, auf die bereits vorhandenen Haufen legten und damit diese für einen kurzen Zeitraum erhöhten. Im nächsten Schritt bauten sie die aus dem jetzt freien Streifen genommenen Dinge wieder ab und legten sie in Umzugskartons, die anschließend entsprechend ihrem Inhalt beschriftet wurden, z. B. mit „Winterkleidung“, „Schuhe“, „Bücher“, „Spielsachen Tochter“ und so fort. Diese gefüllten Umzugskartons wurden entlang der freien Wohnzimmerwand aufgestapelt bis hoch zur Decke, etwa sechs Kartons aufeinander (vgl. Abbildung 8). Auf diese Weise konnten alle Wege zu den Fenstern freigeräumt werden. Alle waren zufrieden: Der Bewohner, die Handwerker:innen und die Hausverwaltung.

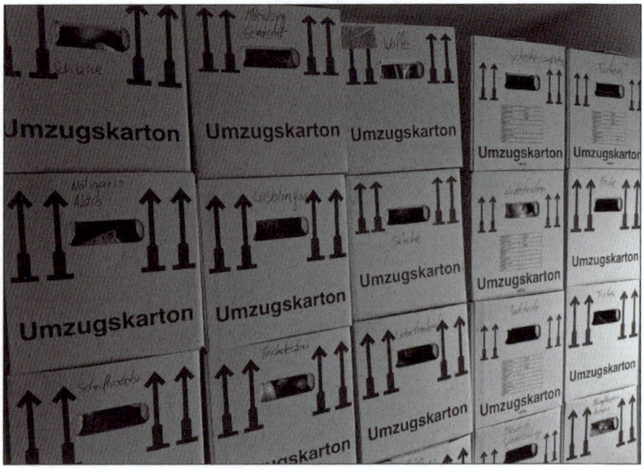

Abbildung 8: Die Umzugskarton-Lösung

Beispiel 3: Die Bananenkarton-Lösung

Ein Betroffener, der beruflich mit Büchern zu tun hatte und Bücher liebte, hat über die Jahre Tausende von Büchern angesammelt, ein Teil davon war in Regalen und Schränken, der weitaus größere Teil fand sich in vielen Stapeln auf den Zimmerböden, auch in der Küche, im Gang und im Badezimmer. Weiter standen einige Bananenkisten auf den Böden herum, die mit Büchern gefüllt waren. Da sich der Vermieter angekündigt hatte, bat er das Messie-Hilfe-Team um Unterstützung. Der Mitarbeiter des Messie-Hilfe-Teams schlug vor, eine große Anzahl von Bananenkisten von den Supermärkten in der Umgebung zu besorgen und diese mit Büchern zu füllen und anschließend so aufzustapeln, dass man sieben oder acht aufeinanderstellen kann (vgl. Abbildung 9).

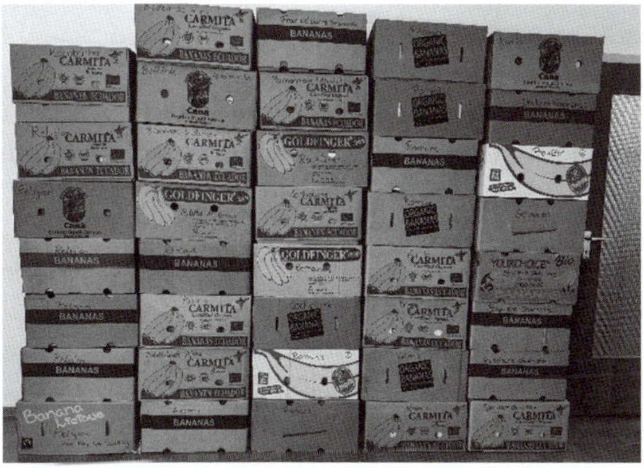

Abbildung 9: Die Bananenkarton-Lösung

Beim Einräumen der Bücher in die Bananenkisten wurden diese nach Sachgebieten (Romane, Krimis, Sachbücher, Bildbände usw.) sortiert. Bücher, die der Betroffene nicht mehr behalten wollte, konnten bei der Gelegenheit aussortiert werden. Diese wurden dann verschenkt oder, wenn sie stark beschädigt waren, entsorgt.

Beispiel 4: Die „Einen-Raum-aufgeben"-Lösung

Durch einen Kaufzwang ist die Mehr-Zimmer-Wohnung einer Betroffenen mit zahlreichen Gegenständen überfüllt. Mit Unterstützung des Messie-Hilfe-Teams wird besprochen, dass ein Raum der Wohnung als

Wohnraum aufgegeben werden soll und dieser Raum nun mit den Dingen gefüllt werden soll, die die Bewohnbarkeit der übrigen Räume der Wohnung bisher stark einschränken. Kleidung und Schuhe werden in Säcke gepackt, andere Gegenstände werden in Kartons verstaut. Alles wird dann möglichst raumsparend in dem dafür vorgesehenen Zimmer gestapelt bzw. aufeinandergelegt. Zudem werden in dem Zimmer zwei Gänge angelegt, die freigehalten werden sollen, um an die im Zimmer verstauten Gegenstände heranzukommen.

Beispiel 5: Wiederherstellung hygienischer Wohnverhältnisse

Bei der Besichtigung der Wohnung einer Betroffenen stellte sich heraus, dass die Bewohnerin an einer Alkoholabhängigkeit leidet. Sie sprach es selbst an, darüber hinaus fanden sich Hunderte leere Wein- und Sektflaschen in der Wohnung. Die Wohnung roch sehr streng, auch verursacht dadurch, dass das Katzenklo für die zwei Katzen nicht täglich geleert wurde. Die Tiere hatten auch auf den Teppichen und Läufern in der Wohnung Urin und Kot hinterlassen, vermutlich, weil die Tür zu dem Badezimmer, in dem sich das Katzenklo befand, nicht immer offen war. Des Weiteren waren viele verschimmelte Lebensmittelreste nicht nur in der Küche, sondern auch in Wohn- und Schlafzimmer verteilt, die zu dem schlechten Geruch beitrugen. Die Wohnung sollte wieder bewohnbar gemacht werden. Die erste Aufgabe war, alle Flaschen und den anderen Müll, unter anderem auch die Teppiche und Läufer, in Säcke zu verpacken, zum Transporter vor dem Haus zu tragen und alles dann zum Entsorgungsbetrieb zu bringen. Im nächsten Arbeitsschritt wurde die Grundreinigung der Wohnung durchgeführt und anschließend der Geruch in der Wohnung durch den stundenweisen Einsatz eines Ozongerätes neutralisiert. Die Arbeiten dauerten zwei Tage und wurden durch drei Fachkräfte des Messie-Hilfe-Teams durchgeführt. Die deutlich vermüllte Wohnung (vgl. Abbildung 10) genügte in wenigen Tagen wieder hygienischen Ansprüchen. Die Bewohnerin hat die Arbeiten nicht behindert, sondern sogar selbst mitgearbeitet, was ihr ein gutes Gefühl gab, wie sie berichtete.

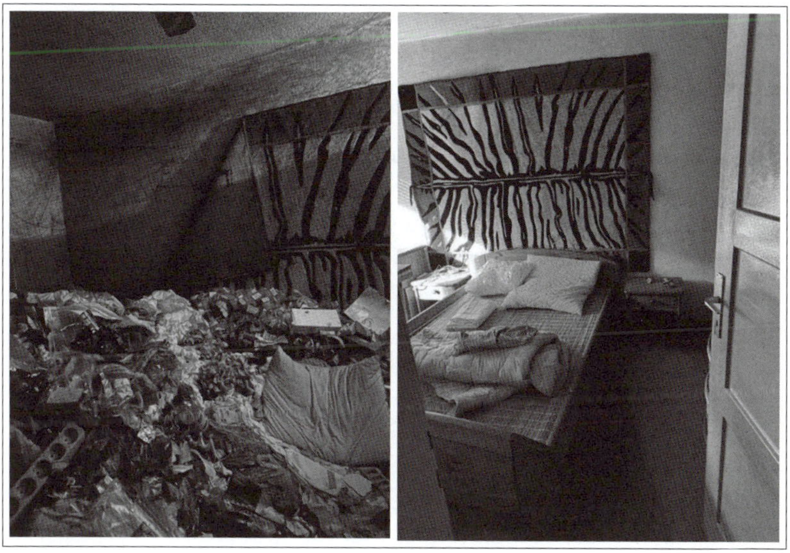

Abbildung 10: Wohnung vor und nach der Reinigung

3.4 Was können Angehörige tun?

Oft leiden auch Angehörige unter dem pathologischen Horten, sind verzweifelt und fühlen sich hilflos. Manchmal ist es für Angehörige sogar belastender als für Betroffene selbst, weil die gesammelten Gegenstände bei den Betroffenen oft auch positive Gefühle hervorrufen. Angehörige hingegen können das Sammelverhalten und die Gefühle des Betroffenen meist nicht nachvollziehen und wissen oft nicht, was sie tun können. Und tatsächlich gibt es kein Patentrezept, wie man sich als Angehöriger verhalten sollte. Trotzdem möchten wir im Folgenden einige grundlegende Hinweise geben, die im Umgang mit Betroffenen hilfreich sein können.

1. *Schauen Sie nicht weg.* Viele Menschen, die an einer psychischen Störung leiden – z. B. an einer Alkoholabhängigkeit, einer Essstörung oder einer Zwangsstörung –, berichten, dass niemand etwas gesagt hat und alle weggeschaut haben. So geht es auch Menschen, die an pathologischem Horten leiden. Darum: Sprechen Sie offen an, wenn Ihnen etwas auffällt, ins-

besondere wenn Sie selbst von den Auswirkungen des Verhaltens betroffen sind. Tun Sie dies auf eine nicht verurteilende Art und Weise. Teilen Sie mit, was Ihnen Sorgen bereitet und welche Folgen Sie befürchten. Betroffene direkt anzusprechen, kann diese dazu anstoßen, einen ersten Schritt zu wagen und sich Hilfe zu suchen.

2. *Tauschen Sie sich mit anderen Angehörigen aus.* Es ist empfehlenswert, Kontakt zu anderen Angehörigen zu suchen, die in einer ähnlichen Situation sind, und sich auszutauschen: Geteiltes Leid ist halbes Leid. Im Austausch mit anderen Angehörigen erhält man hilfreiche Tipps, wie man mit bestimmten Situationen umgehen kann.
3. *Setzen Sie Grenzen.* Im Umgang mit Betroffenen ist es wichtig, nicht alles zu akzeptieren. Wer problematische Verhaltensweisen des Betroffenen hinnimmt oder gar unterstützt, kann in eine Art Co-Abhängigkeit geraten. Dadurch kann eine Erkrankung noch verstärkt werden. Darum ist es wichtig, dass Angehörige klare Grenzen ziehen und nicht alles akzeptieren. Falls Sie mit jemandem zusammenwohnen, der von pathologischem Horten betroffen ist, denken Sie daran, dass Sie ein Recht darauf haben, über Ihr eigenes Leben zu bestimmen, und dass Sie ein Recht darauf haben, in Räumen zu wohnen, in denen Sie sich wohlfühlen. Wenn der Leidensdruck zu groß ist und keine Besserung zu erwarten ist, kann es notwendig sein, sich einzugestehen, dass ein Zusammenleben nicht mehr möglich ist. In diesem Fall ist es wichtig, dies klar zu kommunizieren und Konsequenzen zu ziehen.

Beispiel: Die Zwei-Wohnungen-Lösung

Eine Liebesbeziehung mit einer Person, die von pathologischen Horten betroffen ist: Geht das? Ja! Die gemeinsame Zeit wird dann aus Platzgründen verständlicherweise in der Wohnung der nicht vom Horten betroffenen Person verbracht. Ganz besonders wichtig ist, dass die von pathologischem Horten betroffene Person, wenn sie beispielsweise mit einer vollen Reisetasche am Freitagabend in der nicht vermüllten Wohnung eintrifft, diese Wohnung am Sonntagabend auch wieder mit einer vollen Reisetasche verlässt. Keinesfalls darf mehr als eine Zahnbürste zurückgelassen werden, denn die Erfahrung zeigt, dass es nicht bei einem Gegenstand bleibt und irgendwann die Wohnung der nicht betroffenen Person auch aufgefüllt wird. Hier gilt der Satz „Wehret den Anfängen“, Grenzen sind von Anfang an konsequent zu setzen.

Wenn die betroffene Person in ihrer eigenen Wohnung insbesondere Müll ansammelt, ist die Gefahr, dass auch die Wohnung der nicht von der Störung betroffenen Person zugemüllt wird, eher gering. Aber auch hier gilt: Der Umgang mit Müll sollte genauestens beobachtet werden und es sollten auch hier von Anfang an Grenzen gesetzt werden.

3.5 Die Arbeitsweise von Messie-Hilfe-Diensten

Im Unterschied zu Unternehmen, die Entrümplungen und Wohnungsauflösungen durchführen, geht es bei Messie-Hilfe-Diensten explizit darum, Wohnsituationen von Menschen zu verbessern, die an pathologischem Horten leiden. Das Bewusstsein für die zugrunde liegende psychische Erkrankung ist die Basis für das einfühlsame, respektvolle und professionelle Arbeiten mit Betroffenen in deren Wohnungen und Häusern. Aufgrund der oft langjährigen Erfahrung, die die Mitarbeiter:innen solcher Organisationen mitbringen, sind sie eine hilfreiche Unterstützung für Betroffene.

Messie-Hilfe-Dienste sind primär in (noch) bewohnten Wohnungen tätig. Wenn eine unbewohnte „Messie-Wohnung" schnell und kostengünstig leergeräumt werden soll (z.B. weil der Bewohner bzw. die Bewohnerin in ein Seniorenheim gezogen ist), sollten hingegen Unternehmen beauftragt werden, die Entrümplungen und Wohnungsauflösungen durchführen.

Messie-Hilfe-Dienste sind mehrheitlich gewerblich tätige Sozialunternehmen und zum kleineren Teil gemeinnützige Vereine. Die Sozialunternehmen werden meist dann beauftragt, wenn die Wiederherstellung hygienischer Wohnverhältnisse schnell gehen muss, beispielsweise bei einem Wasserrohrbruch oder bei Ankündigung der Wohnungskündigung. Gemeinnützige Vereine sind meist eine gute Wahl, wenn die Arbeiten sozialpädagogisch begleitet werden sollen, um ein neues Verhalten in Bezug auf das Wohnen einzuüben.

An folgenden Punkten orientieren sich Messie-Hilfe-Dienste:

1. Die betroffene Person wünscht ausdrücklich Hilfe in ihrer Wohnung.
2. Der erste Besuch in der Wohnung und das Erstellen eines Kostenvoranschlags sind kostenlos und für Betroffene unverbindlich.
3. In Bezug auf das Wohnen sind nicht die Vorstellungen der Helfer:innen, sondern die Vorstellungen der Betroffenen ausschlaggebend. Natürlich

dürfen die Helfer:innen immer Vorschläge für die Verbesserung der Wohnsituation machen, die Entscheidung liegt jedoch ausschließlich bei den Bewohner:innen.

4. Die gesamte Habe in der Wohnung, auch der gegebenenfalls vorhandene Müll, ist Eigentum der Bewohner:innen. Sie entscheiden allein, was in der Wohnung verbleibt und was nicht.
5. Die Arbeiten werden von den Helfer:innen so diskret wie nur möglich durchgeführt.
6. Die Helfer:innen halten sich an die Schweigepflicht.
7. Die Betroffenen werden beim ersten Kontakt von den Helfer:innen darüber informiert, dass die Übernahme der Kosten für die Wiederbewohnbarmachung der Wohnung durch andere Kostenträger möglich ist, und erklären, wie eine solche Kostenübernahme beantragt werden kann.
8. Die Helfer:innen sprechen über die Notwendigkeit der Nachsorge ab der Beendigung der Arbeiten in der Wohnung, zeigen verschiedene Möglichkeiten auf und unterstützen auf Wunsch auch bei Kontaktaufnahme zu Diensten, die Nachsorge anbieten (vgl. auch Kapitel 3.6).
9. Die Helfer:innen empfehlen in den Fällen, in denen noch keine Therapie stattfindet oder stattgefunden hat, eine Therapie zu beginnen, und zeigen Möglichkeiten auf, wie geeignete Therapeut:innen gefunden werden können.
10. Messie-Hilfe-Dienste kümmern sich auch nach Beendigung der Arbeiten in Wohnungen noch um die Betroffenen, indem sie Messie-Selbsthilfegruppen organisieren und leiten, wie beispielsweise in der Form von regelmäßig abgehaltenen Messie-Frühstücken. Oft halten Helfer:innen auch per WhatsApp und per Mail Kontakt zu den Betroffenen, die das wünschen, manchmal über Jahre hinweg.

Helfer:innen als wichtige Bezugspersonen. Aufgrund ihrer Wohnsituation isolieren sich Betroffene über Jahre und manchmal auch über Jahrzehnte. Sie lassen niemanden in die Wohnung, weil sie sich wegen des schlimmen Zustandes der Wohnung schämen. Das ist auch der Grund, warum soziale Kontakte auf ein Minimum reduziert werden.

Fallbeispiele: Soziale Isolation

- Herr M. spielt mehrere Instrumente und wünscht sich schon lange, gemeinsam mit anderen Menschen zu musizieren. Er versagt sich den

Wunsch, da er immer die Befürchtung haben müsste, dass ihn ein Mitmusiker anruft und ihm sagt, dass er gerade in der Straße ist und auf eine Tasse Kaffee vorbeikommen möchte.

- Frau D. berichtet, dass sie jeglichen Versuch von Männern, Kontakt mit ihr aufzunehmen, sofort abblockt, nicht weil sie kein Interesse hat, sondern weil sie vermeiden möchte, dass ein Mann sie spontan in ihrer Wohnung besuchen möchte.

Zwischen Betroffenen und Mitarbeiter:innen einer Messie-Hilfsorganisation kann schnell eine vertrauensvolle Beziehung entstehen. Betroffene, die sich jahrelang gegenüber ihren Mitmenschen verschlossen haben, sind oft dankbar, mit jemandem in Kontakt zu treten, dem sie vertrauen können und demgegenüber sie sich öffnen können. Das Vertrauen entsteht oft schon beim ersten Besuch und ist auch eine Voraussetzung dafür, dass Betroffene dazu bereit sind, die Mitarbeiterin bzw. den Mitarbeiter in die Wohnung zu lassen. Man könnte diese Beziehung auch als eine „Freundschaft auf Zeit" bezeichnen. In einigen Fällen entstehen sogar langjährige freundschaftliche Kontakte.

Bei Sammelproblematik: Betroffene entscheiden, in welchem Ausmaß und Tempo die Wohnsituation verbessert wird. Steht eine Sammelproblematik (und nicht eine Vermüllung) im Vordergrund, entscheiden die Betroffenen selbst, in welchem Tempo sie gemeinsam mit den Helfer:innen die Wohnung wieder in einen bewohnbaren Zustand bringen. Außerdem stehen dabei die Vorstellungen der Betroffenen selbst im Mittelpunkt. Das heißt, Ziel der gemeinsamen Arbeit ist, dass die Wohnung so aussieht, wie die Betroffenen es sich wünschen, und nicht, wie die Helfer:innen es sich vorstellen. Diese sind nur da, um die Betroffenen bei dieser Aufgabe zu unterstützen und ihnen den Rücken zu stärken.

Fallbeispiel: Verbesserung der Wohnsituation bei Sammelproblematik

Eine Drei-Zimmer-Wohnung, bewohnt von einer Mutter mit ihrer minderjährigen Tochter, wurde in fünf Tagen von zwei Fachkräften des Messie-Hilfe-Teams und der Bewohnerin von etwa 850 Kilogramm kaputten und stark verschmutzten Dingen befreit. Alles Brauchbare wurde in etwa 60 Umzugskartons der Standardgröße verpackt und die Kartons dem Inhalt entsprechend beschriftet. Die Kartons wurden an einer Wohnzimmerwand entlang aufgestapelt. Dadurch konnten alle Böden freigeräumt werden.

Ungewöhnlich war die Menge an Dingen, die abtransportiert werden konnten. Der Grund hierfür war, dass die Bewohnerin negative Gefühle beim Anblick stark verschmutzter, defekter oder verrosteter Dinge hatte. Sie wollte die Dinge aus diesem Grund nicht mehr sehen. Alles, was die Betroffene behalten wollte, und das waren etwa 85% der Dinge, verblieb in der Wohnung und damit war die Bewohnerin zufrieden. Das gewünschte Ziel, die freien Böden, wurde erreicht. Bei einem Besuch in der Wohnung etwa ein halbes Jahr später waren alle Böden wieder voll, die etwa 60 Umzugskartons befanden sich ungeöffnet immer noch an der Wand. Die Betroffene litt nicht nur unter pathologischem Horten, sondern auch unter Kaufzwang und dieser sorgte laufend für eine weitere Befüllung der Wohnung.

Bei Vermüllung: Wiederherstellung hygienischer Wohnverhältnisse hat Priorität. Steht eine Vermüllung im Vordergrund, bietet sich eine andere Herangehensweise an. Anders als bei Sammelobjekten ist es bei Müll nicht nötig, diesen schrittweise zu sortieren und zu entscheiden, was man behalten will und was nicht. Der Müll hat im Unterschied zu gesammelten Gegenständen keine emotionale Bedeutung für die Betroffenen. Darum wird hier in der Regel auf die möglichst schnelle Wiederherstellung hygienischer Wohnverhältnisse fokussiert.

Fallbeispiel: Wiederherstellung hygienischer Wohnverhältnisse bei Vermüllung

Die Zwei-Zimmer-Wohnung einer Betroffenen, die an einer Suchterkrankung litt, wurde innerhalb von drei Tagen durch Fachkräfte des Messie-Hilfe-Teams von Müll befreit und gereinigt. Zu Beginn des ersten Arbeitstages fanden die Fachkräfte folgendes Bild vor: Die Böden von Flur, Badezimmer, Küche, Schlafzimmer und Wohnzimmer waren von Müll in unterschiedlicher Höhe bedeckt, etwa zwischen 10 und 50 Zentimeter. Auf dem Bett, den Sitzmöbeln, den Tischen, den Regalen und den Schränken befand sich ebenfalls Müll in verschiedenen Höhen. Der Müll setzte sich überwiegend zusammen aus Verpackungsmüll wie Pizzakartons und Tüten, in welchen Lebensmittel ins Haus geliefert worden waren, sowie leeren Bierflaschen und teilweise mit Kot und Urin beschmutzter Kleidung. Die Besonderheit im Badezimmer war, dass das WC über den Rand hinaus mit Kot und benutztem Toilettenpapier aufgefüllt war. Deshalb benutzte die Bewohnerin als Ersatz die Badewanne, die etwa 15 Zentimeter mit Kot und Urin gefüllt war. Die Besonderheit in der Küche war ein nicht mehr funktionierender Kühlschrank, dessen verdorbener Inhalt von toten Fliegen übersäht war, ebenso das Innere des Kühlschranks selbst und die Kühlschranktür. In der Spüle, auf dem Herd, der Arbeitsflächen und dem Boden fanden sich Töpfe, Pfannen, Teller und Tassen, die ganz oder zum Teil voller Essensreste waren.

Die Aufgabenstellung war, die Wohnung zu entmüllen und eine Grundreinigung durchzuführen. An den ersten beiden Tagen wurden das WC und die Badewanne von Kot und benutztem Toilettenpapier befreit, der gesamte Müll in allen Räumen in 120-Liter-Müllsäcke verpackt, zum Transporter getragen und zum Entsorgungsbetrieb abgefahren. Am dritten Tag wurde die Wohnung gemeinsam mit der Bewohnerin grundgereinigt.

Der starke Geruch in der Wohnung war deutlich reduziert, nachdem der Müll weg und die Grundreinigung erfolgt war. Die Fenster waren Tag und Nacht gekippt, auch das hat zur Verbesserung der Luft und der Gerüche beigetragen. Das Ergebnis der drei Arbeitstage war, dass die Bewohnerin wieder eine durch Entmüllung und Grundreinigung bewohnbare Wohnung bekommen hat.

3.6 Nachsorge

Neben der Therapie und der Wiederherstellung hygienischer Wohnverhältnisse sind Nachsorge-Besuche ein wichtiges Mittel, um eine langfristige Besserung zu erreichen. In den Fällen, in denen das Therapieangebot von Betroffenen aus verschiedensten Gründen abgelehnt wird, ist die Nachsorge besonders wichtig. Nach unseren Erfahrungen können Betroffene auch ohne Therapie in etwa 70 % der Fälle durch die regelmäßige Nachsorge stabilisiert werden, nachdem die Wohnung durch ein Messie-Hilfe-Team wieder bewohnbar gemacht wurde. Wo weder Therapie noch Nachsorge ermöglicht werden kann, ist nach der Wiederherstellung hygienischer Wohnverhältnisse in circa 80 bis 90 % der Fälle eine erneute Verschlechterung der Wohnsituation festzustellen.

Was umfasst Nachsorge? Konkret bedeutet Nachsorge den regelmäßigen Besuch der Wohnung, um den Anfängen des erneuten Sammelns oder Vermüllens rechtzeitig zu wehren. Die Nachsorger:innen sind nicht für die Reinigung der Wohnung zuständig, der Zweck der Besuche ist, der Bewohnerin bzw. dem Bewohner Wertschätzung und Respekt zu vermitteln. Natürlich kann man am Ende des Besuchs Müll mitnehmen und zum Hausmüllcontainer bringen, im Mittelpunkt des Besuchs steht aber das Gespräch und das aufmerksame empathische Zuhören.

Wie oft sollten Nachsorge-Besuche stattfinden? Nach unseren Erfahrungen ist anfangs ein wöchentlicher Besuch erforderlich, idealerweise immer am selben Wochentag und zur selben Uhrzeit, da Zuverlässigkeit und Regelmäßigkeit für die Betroffenen wichtig sind. Nach etwa drei bis vier Monaten kann in Absprache mit der bzw. dem Betroffenen ein zweiwöchiger Rhythmus gewählt werden. Nach etwa sieben bis acht Monaten kann die Zeit zwischen den Besuchen auf drei und nach circa 11 bis 12 Monaten auf vier Wochen ausgedehnt werden, auch das wieder in Absprache und mit ausdrücklichem Einverständnis der bzw. des Betroffenen. Mehr als vier Wochen Abstand zwischen den Besuchen sollten es erfahrungsgemäß nicht sein.

Wer kann die Nachsorge übernehmen? Am wichtigsten ist, dass die bzw. der Betroffene ein vertrauensvolles Verhältnis zu der Person hat, die die Nachsorge-Besuche abstattet. Verschiedene Personengruppen kommen hierfür infrage:

- Zur Lieblingsschwester oder zum besten Freund besteht oft ein langjähriges Vertrauensverhältnis, darum kann es sinnvoll sein, dass diese nahestehenden Personen auch die Nachsorge übernehmen. Im Idealfall hat die besuchende Person die Verschlechterung der Wohnsituation miterlebt und die Beziehung trotzdem aufrechterhalten.
- Auch Mitglieder des regionalen Messie-Hilfe-Teams, die ja bereits während der Arbeiten in der Wohnung der betroffenen Person ein Vertrauensverhältnis aufbauen konnten, können Nachsorge-Besuche übernehmen.
- Mitarbeiter:innen, meist Sozialpädagog:innen oder Sozialarbeiter:innen, von Diensten, die beruflich mit Betroffenen zu tun haben, wie beispielsweise Mitarbeiter:innen vom Sozialpsychiatrischen Dienst, von der Caritas, von der Diakonie, um nur einige zu nennen, sind durch Studium, Aus-

bildung und der beruflichen Erfahrungen auch bestens qualifiziert, um die Nachsorge zu übernehmen.

- Last but not least können Psychotherapeut:innen bei der Nachsorge mitwirken, wenn dies im Rahmen des Gesamtbehandlungsplanes in der psychotherapeutischen Behandlung der Betroffenen indiziert ist und zur Stabilisierung der Behandlungserfolge beiträgt.

Betroffene bevorzugen es, wenn sie sich auf eine einzige Person einstellen können, die zuverlässig regelmäßig kommt. Gibt es eine zweite oder gar eine dritte Person, die im Fall von Verhinderung durch Urlaub oder Krankheit den Besuch übernimmt, wird dies als eher unangenehm empfunden. Deshalb ist es ratsam, bei einem kurzzeitigen Ausfall aufgrund eines Krankheitsfalls oder bei Verhinderung durch Urlaub auf eine Vertretung zu verzichten und lieber eine Lücke bei den regelmäßigen Besuchen in Kauf zu nehmen.

3.7 Gibt es Medikamente, die helfen?

Bis jetzt gibt es erst wenige wissenschaftliche Studien, die sich speziell mit Medikamenten zur Behandlung von pathologischem Horten befassen. Das bedeutet, dass es keine eindeutigen Empfehlungen gibt und viele Ratschläge auf den Meinungen von Expert:innen basieren. Da das Horten oft Ähnlichkeiten mit Zwangsstörungen aufweist, können einige der Medikamente, die bei Zwangsstörungen verwendet werden, auch bei der Behandlung von Horten hilfreich sein.

Allerdings gibt es keine speziellen Medikamente gegen pathologisches Horten. Medikamente werden daher in der Regel nur eingesetzt, wenn andere Behandlungsmöglichkeiten, wie Selbsthilfe und Psychotherapie, nicht ausreichend helfen oder nicht verfügbar sind. Auch bei starkem Leidensdruck und erheblichen Einschränkungen im Leben der Betroffenen kann eine medikamentöse Behandlung in Betracht gezogen werden.

Medikamente bei Zwangsstörungen. Bei der Behandlung von Zwangsstörungen, die dem Horten zumindest ähnlich sind, kommen meist Serotonin-Wiederaufnahmehemmer (SSRI) zum Einsatz. Diese Medikamente steigern den Serotoninspiegel im Gehirn, was bei vielen psychischen Störungen hilfreich sein kann. Auch bei pathologischem Horten konnte in einigen Studien eine mäßige Verbesserung erzielt werden, allerdings nicht so stark wie bei klassischen Zwangsstörungen. Zu beachten ist auch, dass Medikamente wie SSRI bei Zwangsstörungen nicht die erste Wahl sind. Die bevorzugte Behandlung ist immer noch die Psychotherapie. Medikamente werden meist nur dann eingesetzt, wenn eine Psychotherapie nicht hilft, abgelehnt wird oder sehr schwer durchführbar ist. Bei schwerer depressiver Symptomatik (also wenn zusätzlich zu den Hort-Symptomen auch starke depressive Verstimmungen auftreten) können SSRI ebenfalls hilfreich sein.

Medikamente bei Depression. Besteht komorbid zum pathologischen Horten eine zumindest mittelschwer oder schwer ausgeprägte Depression, kann eine medikamentöse Therapie versucht werden. Es gibt heute eine Vielzahl von Antidepressiva, das heißt Psychopharmaka, die gegen Depression wirken. Sie unterscheiden sich vor allem in ihrer Verträglichkeit, weniger in der Wirksamkeit, die für alle Antidepressiva nachgewiesen ist und sich zwischen den einzelnen Antidepressiva kaum oder nur gering unterscheidet. Welches Antidepressivum bei einer Depression sinnvoll ist, können Fachärzt:innen für Psychiatrie und Psychotherapie oder für Psychosomatische Medizin und Psychotherapie am besten entscheiden. Antidepressiva wirken nicht sofort, sondern benötigen etwa zwei bis drei Wochen, bis die Wirkung überhaupt erst einsetzt. In der Anfangsphase können manchmal sogar mehr negative Wirkungen, wie z. B. Verstärkung von Unruhe, auftreten, sodass Geduld erforderlich ist. Ob ein Antidepressivum bei einem bestimmten Menschen wirkt, ist nicht vorhersehbar. Es gibt Menschen, die sehr gut auf Antidepressiva ansprechen, andere weniger oder gar nicht. Um zu erfahren, ob ein Medikament wirkt, muss es ausprobiert werden.

Wer sich für ein Medikament entscheidet, sollte sich gut über mögliche Nebenwirkungen informieren. Zu unterscheiden sind Nebenwirkungen, die in der Anfangsphase auftreten, und Nebenwirkungen, die oft bei länger dauernder, das heißt mehrmonatiger Einnahme auftreten. Nebenwirkungen in der Anfangsphase (insbesondere bei den am häufigsten gegebenen Antidepressiva, den sogenannten Serotonin-Wiederaufnahmehemmern) sind Übelkeit und Unruhe. Häufige Nebenwirkungen, die nach längerer Einnahme auftreten können, sind z. B. eine Gewichtszunahme und bei mehr als 50 % der Betroffenen auch eine Minderung sexueller Lust und sexueller Funktionen. Darüber hinaus gibt es auch eine Vielzahl von anderen Nebenwirkungen, manchmal auch Wechselwirkungen mit anderen Medikamenten.

Vor Einnahme eines Medikamentes muss daher bedacht werden, dass eine Einnahme nur dann sinnvoll ist, wenn sie auch über mindestens zwei bis drei Monate probiert wird, und dass in der Anfangsphase eher Nebenwirkungen, aber noch keine positive Wirkung zu erwarten ist.

In Tabelle 3 findet sich eine Liste von Medikamenten, die bei Zwangsstörungen zugelassen sind. Diese Medikamente können prinzipiell auch bei pathologischem Horten eingesetzt werden, wenn die Symptomatik schwer ausgeprägt ist, andere Therapiemaßnahmen ausgeschöpft sind, eine begleitende deutliche Depression besteht oder Betroffene Medikamente gegenüber anderen Therapiemöglichkeiten bevorzugen.

Erkenntnisse darüber, ob die Medikamente langfristig wirken, liegen zum jetzigen Zeitpunkt allerdings nicht vor.

Tabelle 3: Medikamente für die Behandlung von Zwangsstörungen

Substanzklasse	Substanz	max. Dosis
Medikamente der ersten Wahl: Selektive Serotonin-Wiederaufnahmehemmer (SSRI)	Fluvoxamin*	300 mg
	Paroxetin*	60 mg
	Fluoxetin*	80 mg
	Sertralin*	200 mg
	Citalopram	40 mg
	Escitalopram*	20 mg
Medikamente der zweiten Wahl: Serotonin-Wiederaufnahmehemmer (SRI) aus der Klasse der trizyklischen Antidepressiva (TZA) oder Serotonin-Noradrenalin-Wiederaufnahmehemmer (SNRI)	Clomipramin* (TZA)	225 mg
	Venlafaxin (SNRI)	225 mg

Anmerkungen: * für die Behandlung von Zwangsstörungen in Deutschland zugelassen

Nachteile und Risiken der medikamentösen Therapie. Die Einnahme von Medikamenten hat auch einige Nachteile. Medikamente wie SSRI helfen meistens nur während der Zeit der Einnahme. Sobald die Behandlung beendet ist, können die Symptome wieder zurückkehren. Zudem können – wie bereits erwähnt – Nebenwirkungen auftreten, die die Lebensqualität beeinträchtigen. Dazu gehören sexuelle Funktionsstörungen, Schwitzen (vor allem nachts) und Gewichtszunahme.

Ein weiteres Problem bei der medikamentösen Behandlung betrifft die Kombination mit Psychotherapie. Wenn Patient:innen sowohl Medikamente als auch Psychotherapie erhalten, kann es schwer sein herauszufinden, welcher der beiden Behandlungsansätze genau für den Erfolg verantwortlich war. Dies kann das Selbstwirksamkeitserlebnis der Betroffenen beeinträchtigen – also das Gefühl, durch eigene Anstrengung etwas zu verändern. Es ist daher ratsam, Psychotherapie und Medikamente nicht gleichzeitig zu beginnen, sondern erst eine Therapieform abzuschließen, bevor mit der anderen begonnen wird.

Empfehlungen für die medikamentöse Behandlung

1. Medikamente sollten nur in Betracht gezogen werden, wenn *Psychotherapie nicht hilft* oder abgelehnt wird und ein erheblicher Leidensdruck besteht.
2. *SSRI (Serotonin-Wiederaufnahmehemmer)* sind die Medikamente der ersten Wahl. Diese sollten *mindestens 8 bis 12 Wochen lang* eingenommen werden, um eine Wirkung zu erzielen.
3. Bei einer *gleichzeitigen ADHS-Diagnose* (Aufmerksamkeitsdefizit-/Hyperaktivitätsstörung) kann auch ein Versuch mit *Methylphenidat* (bekannt als Ritalin) sinnvoll sein.

3.8 Andere Therapieformen und Unterstützungsmöglichkeiten

Neben der kognitiven Verhaltenstherapie gibt es noch weitere psychotherapeutische Ansätze, die bei pathologischem Horten helfen können. Achtsamkeitsbasierte Verfahren wie MBSR (Mindfulness-Based Stress Reduction) oder MBCT (Mindfulness-Based Cognitive Therapy) können unterstützend wirken. Achtsamkeit bedeutet, Gefühle und Gedanken bewusst wahrzunehmen, ohne sie sofort zu bewerten oder zu vermeiden. Menschen, die an pathologischem Horten leiden, haben oft große Angst davor, Dinge wegzugeben. Mit Achtsamkeit lernen sie, diese Gefühle auszuhalten, ohne sofort zu handeln.

Ein weiterer hilfreicher Ansatz kann ergotherapeutische Unterstützung sein. Hier geht es darum, praktische Fähigkeiten im Alltag zu stärken, z. B. besser Entscheidungen zu treffen, den Überblick in der Wohnung zu behalten oder eine sinnvolle Struktur zu schaffen. Studien zeigen, dass es besonders wirksam sein kann, wenn Fachpersonen die Betroffenen zu Hause unterstützen, etwa beim Sortieren und Aufräumen.

Zusätzlich können auch Selbsthilfegruppen hilfreich sein – besonders das Programm *Buried in Treasures*, das speziell für Menschen entwickelt wurde, die an pathologischem Horten leiden. Hier treffen sich Betroffene regelmäßig, arbeiten gemeinsam an bestimmten Aufgaben und unterstützen sich gegenseitig. Solche Gruppen können helfen, sich weniger allein zu fühlen und neue Motivation zu entwickeln.

Diese ergänzenden Therapie- und Unterstützungsformen sind kein Ersatz für eine Psychotherapie, können jedoch nach unserer Erfahrung eine psychotherapeutische Behandlung deutlich unterstützen, insbesondere dann, wenn sie auf die persönliche Lebenssituation der Betroffenen abgestimmt sind.

Anhang

Zitierte Literatur

Chou, C.Y., Tsoh, J., Vigil, O., Bain, D., Uhm, S.Y., Howell, G. et al. (2018). Contributions of self-criticism and shame to hoarding. *Psychiatry Research, 262,* 488–493. https://doi.org/10.1016/j.psychres.2017.09.030

Freud, S. (1908). Charakter und Analerotik. *Psychiatrisch-neurologische Wochenschrift, 9,* 465–476.

Frost, R.O. & Hartl, T.L. (1996). A cognitive-behavioral model of compulsive hoarding. *Behaviour Research and Therapy, 34*(4), 341–350. https://doi.org/10.1016/0005-7967(95)00071-2

Frost, R.O., Steketee, G. & Tolin, D.F. (2011). Comorbidity in hoarding disorder. *Depression and Anxiety, 28,* 876–884.

Frost, R.O., Steketee, G., Tolin, D.F. & Renaud, S. (2008). Development and validation of the clutter image rating. *Journal of Psychopathology and Behavioral Assessment, 30*(3), 193–203. https://doi.org/10.1007/s10862-007-9068-7

Lenders, T., Kuster, J., & Bispinck, R. (2015). Der Dortmunder Vorschlag zum praktischen Vorgehen bei unbewohnbar gewordenen Wohnungen – Untersuchung von 186 Fällen von Vermüllung, Wohnungsverwahrlosung und pathologischem Horten (Messie-Syndrom). *Fortschritte der Neurologie Psychiatrie, 83*(11), 695–701. https://doi.org/10.1055/s-0041-109577

Miller, R. & Rollnick, S. (2015). *Motivierende Gesprächsführung. Ein Konzept zur Beratung von Menschen mit Suchtproblemen.* Freiburg: Lambertus.

Mueller, A., Crosby, R.D., Frost, R.O., Leidel, B., Bleich, S., Glaesmer, H. et al. (2009). German compulsive hoarding inventory (FZH) – Evaluation of the German version of the saving inventory-revised. *Verhaltenstherapie, 19*(4), 243–250. https://doi.org/10.1159/000253877

Röttgers, H. & Düsel, P. (2013). Zwangsstörungen. In: T. Kircher (Hrsg.), *Pocket Guide Psychotherapie* (S. 179–198). Berlin, Heidelberg: Springer. https://doi.org/10.1007/978-3-642-30009-7_11

Steketee, G. & Frost, O. (2014). *Treatment for hoarding disorder. Therapist guide* (2nd ed.). New York: Oxford University Press.

Tolin, D.F., Frost, R.O. & Steketee, G. (2010). A brief interview for assessing compulsive hoarding: The Hoarding Rating Scale-Interview. *Psychiatry Research, 178*(1), 147–152. https://doi.org/10.1016/j.psychres.2009.05.001

Tolin, D.F., Frost, R.O., Steketee, G. & Muroff, J. (2015). Cognitive behavioral therapy for hoarding disorder: A meta-analysis. *Depression and Anxiety, 32,* 158–166.

Literaturempfehlungen

Frost, R. & Steketee, G. (2010). *Stuff: Compulsive hoarding and the meaning of things*. Boston: Houghton Mifflin Harcourt. (in englischer Sprache)
Dieses Buch gilt als Standardwerk im Bereich des pathologischen Hortens. Die Autoren, beide Psychologen, beleuchten das Thema durch Fallstudien und erläutern die psychologischen Hintergründe. Sie erklären, warum Menschen an ihren Besitztümern festhalten und wie dieser Drang das Leben beeinträchtigen kann.

Külz, A. K. & Voderholzer, U. (2018). *Pathologisches Horten*. Göttingen: Hogrefe.
Das Buch informiert über den aktuellen Stand der Forschung zur Beschreibung, Klassifikation, Epidemiologie, Differenzialdiagnose und zum Verlauf des pathologischen Hortens. Es werden verschiedene diagnostische Verfahren und kognitiv-verhaltenstherapeutische Behandlungsmöglichkeiten vorgestellt, die in den letzten Jahren – insbesondere von Gail Steketee – entwickelt wurden. Arbeitsblätter und Fallbeispiele veranschaulichen das Vorgehen und unterstützen die Umsetzung der Behandlungsstrategien in die klinische Praxis.

Tolin, D., Frost, R. & Steketee, G. (2007). *Buried in treasures: Help for compulsive acquiring, saving, and hoarding*. Oxford, New York: Oxford University Press. (in englischer Sprache)
Dieses Buch bietet nicht nur Einsichten, sondern auch praktische Hilfestellungen, wie man pathologisches Horten besser verstehen und bewältigen kann. Es ist gut strukturiert und kann auch als Selbsthilfe- oder Begleitbuch genutzt werden.

Zasio, R. (2012). *The hoarder in you: How to live a happier, healthier, uncluttered life*. New York: Rodale Books. (in englischer Sprache)
Die Autorin ist Psychologin und Expertin für pathologisches Horten, gibt in diesem Buch Einblicke in die Ursachen und den Umgang mit Horten. Sie vermittelt Techniken, die helfen können, sich von unnötigen Dingen zu trennen und ein geordneteres Leben zu führen.

Hilfreiche Adressen, Internetseiten und Videos

Messie-Hilfe-Telefon

bundesweit: 089 550 64 890
E-Mail: messie@h-team-ev.de

Hilfreiche Internetseiten

- *www.messie-hilfe-team.de*
  Professionelle und einfühlsame Hilfe bei der Wiederherstellung der Bewohnbarkeit der Wohnung bzw. des Hauses
- *www.messie-akademie.de*
  Nützliche Informationen rund um das Messie-Syndrom bzw. Pathologisches Horten
- *www.messie-hilfe-verzeichnis.de*
  Beratungsstellen zum Thema, Selbsthilfegruppen, Messie-Frühstücke und mehr
- *youtube.com@messie-kanal*
  Videos und Podcasts zur Thematik
- *www.messie-test.de*
  Test: Bin ich ein Messie?
- *www.skool.com/messie-community-5310*
  Im Aufbau befindliche Plattform zum Austausch mit anderen Betroffenen

Fachverbände

Folgende Verbände, die auf Zwangsstörung spezialisiert sind, können Sie bei der Suche nach einer Therapeutin bzw. einem Therapeuten unterstützen:

- Deutsche Gesellschaft Zwangserkrankungen e. V. (www.zwaenge.de)
- Schweizerische Gesellschaft für Zwangsstörungen e. V. (www.zwaenge.ch)
- Österreichisches Portal rund um die Zwangserkrankung (www.zwaenge.at)

Youtube-Video

- https://www.youtube.com/watch?v=FDScmnuF4j8
  Marvin: Im Müll gestorben: Wenn Einsamkeit krank macht ... (Youtube-Video, 2024). Der Youtuber Marvin besucht zusammen mit Michael Schröter vom Messie-Hilfe-Team Wohnungen von Messies. Das Video thematisiert die Folgen von Einsamkeit und schildert, wie soziale Isolation körperlich und seelisch krank machen kann. Es zeigt Beispiele von Menschen, die in völliger Abgeschiedenheit verstorben sind, und beleuchtet gesellschaftliche und persönliche Ursachen für diese Isolation.

Arbeitsblätter

Arbeitsblatt: Erklärungsmodell für die Entstehung des pathologischen Hortens
(in Anlehnung an Frost & Hartl, 1996)

1

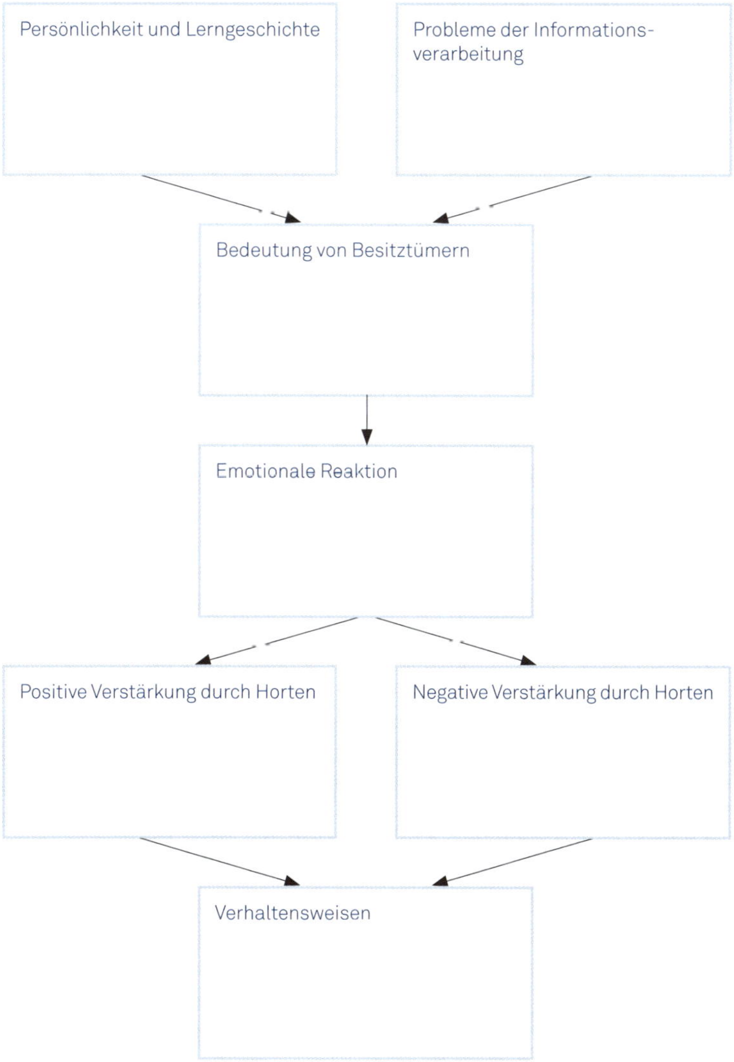

Arbeitsblatt: Wegwerfen von Gegenständen – Protokoll der Entscheidungsfindung (in Anlehnung an Steketee & Frost, 2014) 2

Gegenstand und Anspannung:

Welcher Gegenstand soll weggeworfen werden?

___

Wie hoch wird voraussichtlich meine Anspannung beim Wegwerfen sein (auf einer Skala von 0 bis 100)?

___

Wie lang wird die Anspannung voraussichtlich bestehen bleiben?

___

Welche Gedanken gehen mir in Bezug auf das Wegwerfen durch den Kopf?

___

___

___

___

Getroffene Entscheidung:

Ich entscheide mich für ☐ das Wegwerfen ☐ das Behalten

Falls eine Entscheidung für das Wegwerfen getroffen wurde:

Wie hoch war das Unbehagen dabei (auf einer Skala von 0 bis 100)?

___

Wie wurde der Gegenstand „entsorgt“ (z. B. im Müll, recycelt, verschenkt)?

___

Arbeitsblatt: Wegwerfen von Gegenständen – Protokoll der Entscheidungsfindung
(in Anlehnung an Steketee & Frost, 2014) (Forts.)

2

Beurteilung des ausgelösten Unbehagens (von 0 bis 100):

Nach 10 Minuten: ______________

Nach 20 Minuten: ______________

Nach 30 Minuten: ______________

Nach 40 Minuten: ______________

Nach 50 Minuten: ______________

Nach 60 Minuten: ______________

Am nächsten Tag: ______________

Einschätzung des Experiments bzw. der Expositionsübung:

War es so „schlimm" wie gedacht? ☐ Ja ☐ Nein

Wie haben sich Gedanken und Gefühle bezüglich des weggeworfenen Gegenstands verändert?

____

____

____

____